Psychologues et soignants à l'écoute

5-7, rue de l'École-Polytechnique, 75005 Paris

http://www.editions-harmattan.fr

ISBN : 978-2-343-20563-2
EAN : 9782343205632

Brigitte Tison
Avec la contribution de Virginie Rojo

Psychologues et soignants à l'écoute

Des plateformes téléphoniques d'aide à l'usage du téléphone à l'hôpital

L'Harmattan

Populations et trajectoires
Collection dirigée par Brigitte Tison

Cette collection est destinée à décrire, analyser, développer les mouvements des populations originaires du Sous-Continent indien ainsi que la population du sud-est de l'Asie, de la Chine, des îles. Les raisons de ces mouvements de populations sont multiples tant économiques que religieuses ou guerrières. Parmi ces populations, nous ferons une place aux trajectoires d'écrivains, d'artistes, de défenseurs des libertés et aux voyageurs. L'influence des pays à travers leurs populations expatriées pourra faire partie de cette collection : comment vivent-elles ? Quelles adaptations ? Une attention toute particulière sera portée aux champs de l'éducation et du soin. Les objectifs seront de mieux informer, d'apporter des compléments de connaissances pour mieux comprendre et améliorer les relations entre les peuples, la cohabitation dans nos villes. Les théories et pratiques seront le « fer de lance » de la collection ainsi que l'acquisition de savoir-faire et de savoir-être.

Dernières parutions

Brigitte Tison, *Une famille nombreuse au XXe siècle*, mon histoire, 2020.

Olivier Mereau, *Jung et Sri Aurobindo*, 2019.

Brigitte Tison, *Massacres de masse et génocides du XXe au XXIe siècle, Témoignage d'une humanitaire*, 2019.

Jennifer Tuilliez, *Le syndrome du voyageur, L'appel de l'Inde*, 2018.

Alice Van Den Bogaert, *Les rapports entre castes dans l'Himalaya indien*, 2018.

Brigitte Tison, *Les violences envers les femmes indiennes, Divinisation, diabolisation*, 2018.

Frédéric Moronval, *Langue et religion au Népal, les Néwar bouddhistes de la vallée de Katmandu*, 2018.

Brigitte Tison et Juliette Leconte (sous la dir.), *Mineurs étrangers non accompagnés. Dires et réflexions de psychologues*, 2018.

Brigitte Tison, Jacques Dournes, *Prêtre, missionnaire, ethnologue*, 2017.

Brigitte Tison (sous la dir.), *Enjeux et risques à l'adolescence dans l'océan Indien. Le phénomène du suicide dans les îles de la Réunion, Maurice, Mayotte, à Pondichéry, Paris et sa banlieue*, 2016.

Paul Marnay, *Basic concepts of ethics in the darshanas, presented in The light of their respective concepts of man*, 2016.

Chaque homme est seul et tous se fichent de tous et nos douleurs sont une île déserte. Ce n'est pas une raison pour ne pas se consoler, ce soir, dans les bruits finissants de la rue, se consoler, ce soir, avec des mots. Oh, le pauvre perdu qui, devant sa table de travail, se console avec des mots, devant sa table et le téléphone décroché, il se sent tout roi et défendu contre les méchants du dehors, si vite méchants, méchants pour rien.

Le Livre de ma mère
Albert Cohen
(Folio Gallimard, 1954)

L'écoute, c'est d'être près de quelqu'un d'autre
et, en ce moment, écouter.
Ce n'est que d'y être.

L'écoute
Maurice Bellet
(Desclée de Brouwer, 1989)

INTRODUCTION

La psychologie s'est constituée comme discipline, il y a à peine plus d'un siècle, et les professionnels de cette nouvelle science se sont progressivement emparés depuis une quarantaine d'années de toutes sortes de places dans l'espace public comme dans l'espace privé.

Ils occupent tous les secteurs de l'activité humaine qu'il s'agisse de la santé, du travail, de la justice, de l'éducation, des loisirs, de l'environnement, de l'économie et exercent auprès des populations les plus diverses (individus, groupes, jeunes, plus âgés…).

Avec le développement très rapide des techniques, les nombreux déplacements des personnes (de la campagne à la ville), la structure familiale a éclaté. L'homme est devenu de plus en plus seul face à lui-même. Or, il sait bien qu'il ne suffit pas de conquérir le monde, s'il ne s'occupe pas de lui et s'il ne donne pas un sens à sa vie.

Au carrefour de tous ces changements, l'on trouve des psychologues.

Téléphonie, vidéo, Internet sont les toutes dernières conquêtes technologiques de nos sociétés. Ce sont aussi les toutes dernières conquêtes des psychologues. Toute personne peut donc recourir à leurs services, en particulier, dans les téléphonies sociales, pour mieux se comprendre, analyser une situation difficile ou signaler un enfant en danger.

L'objet de ce texte porte sur les psychologues dans les téléphonies médico-sociales.

UN NOUVEL ENJEU SOCIAL : LES TÉLÉPHONIES

Le téléphone est devenu en l'espace de quelques années un enjeu non seulement économique et politique, mais aussi social. Il est devenu la nouvelle technologie de la modernité au regard du paysage social antérieur.

La population française qui possédait un téléphone n'était estimée dans les années 1960 qu'à 9 % (alors que la moitié des Britanniques et des Américains en possédait un, à la même période). En 1974, elle était de 30 % et, 12 ans plus tard, en 1986, elle avoisinait les 93 % grâce à la volonté du politique (S. Jaffrin, 1992). Dans le même temps, l'on pouvait observer que le téléphone commençait à se substituer à d'autres types de relations. Il devenait l'outil indispensable dans le quotidien des gens. Il a alors pu apparaître comme le symbole de la technique au service de l'homme. La publicité des télécommunications ne disait-elle pas : « *des hommes qui relient d'autres hommes ?* ».

Au seuil du XXIe siècle, la société s'est transformée, elle s'est mondialisée devenant un immense « *village planétaire* », après une urbanisation intensive, des phénomènes migratoires très importants, une rapidité des mutations en tous genres.

Les nombreux repères et les passages initiatiques d'hier ont peu à peu disparu, entraînant la perte d'identité des populations. L'isolement des personnes s'est accru alors que cette même société devenait de plus en plus régulée et normalisée, laissant moins libre cours aux dysfonctionnements individuels. Durkheim, en son temps, n'avait-il pas déjà parlé « *d'anomie* » au sujet de cette déréglementation sociale dont les conduites suicidaires pouvaient être le symptôme.

Aujourd'hui, lors des crises, les individus veulent avoir une aide ponctuelle et rapide. Quoi de plus immédiat et de plus efficace que d'appeler un numéro d'écoute ? C'est ainsi que les services de téléphonie médico-sociale se sont mis en place pour faire face à ces nouvelles demandes.

La mise en place des téléphonies médico-sociales

Dès 1905, les Américains ont établi une ligne téléphonique en direction des « *suicidaires* ». Il faut attendre la deuxième moitié du XXe siècle (1950-2000) pour que d'autres Européens s'emparent de l'outil téléphonique et en fassent un outil d'aide psychologique et sociale en direction des différentes catégories de populations dites vulnérables (enfants maltraités, personnes âgées, malades porteurs de différentes pathologies...).

La téléphonie est devenue le nouvel espace potentiel investi qui remplace les lieux de convivialité, de rencontre, le moyen qui permet l'expression d'une souffrance ou d'une inquiétude, surtout lorsqu'il s'agit de jeunes victimes. Une situation de violence peut être dite, sans forcément avoir à donner son nom... le téléphone protège l'anonymat. Il oblige à l'évolution des comportements. On assiste à la transformation d'une attitude soumise au groupe social, à une attitude d'autonomie et de prise de conscience individuelle. Pour appeler, il faut le décider seul le plus souvent ; ce qui est contraire à la tradition du secret (encore bien maintenu dans les familles) qui sous-entendait qu'il valait mieux laver son linge sale entre soi.

À l'origine, ce sont les religieux, précisément, les Samaritains de Londres qui mettent en place les téléphonies sociales. Très vite, les associations citoyennes prennent le relais. Les téléphonies vont alors tout autant se multiplier que se diversifier. Si des pays comme l'Autriche (Vienne, 1948), la Grande-Bretagne (Londres, 1953), puis la Suisse et la Belgique (1957) ouvrent successivement des téléphonies en direction des « *suicidants* », la France avec SOS Amitié (qui démarre à Paris en 1960) s'adresse à tout un chacun en détresse ou se sentant seul. L'année 1963 voit le développement partout dans le monde de lignes téléphoniques ouvertes par les mêmes Samaritains. La ligne, « *Ligne de vie* », « *Life line* » est mise en place la même année en Australie.

Y a-t-il urgence, y a-t-il crise ? La question est posée dans les différents services d'écoute téléphonique. Elle va entraîner la création des services d'urgence tandis que les téléphonies médico-sociales continuent de varier leurs objectifs qui vont tout autant vers les « *suicidants* » que vers d'autres catégories d'appelants. Ainsi, l'École des Parents ouvre une ligne d'écoute téléphonique en direction des parents : « *Inter-service Parents* » (1971), puis, c'est au tour du planning familial d'ouvrir une ligne en direction des adolescentes, de SOS femmes battues en direction des femmes victimes de violences conjugales.

Chaque année compte, désormais, l'ouverture en France de nouvelles lignes : SOS phénix (ligne destinée aux appels des « *suicidants* ») à Paris, en 1978, SOS Parents-enfants, en 1979, toujours à Paris, « *Écoute gay* » (pour les personnes homosexuelles) dans la même année, « *Écoute point jeunes* », Jonas et SOS Familles en péril en 1980.

Les pays voisins ne sont pas en reste : la Grande-Bretagne, l'Allemagne ouvrent plus de 200 lignes de téléphonie sociale pendant ces mêmes années. En 1985, l'Espagne et le Portugal ouvrent leurs propres lignes d'écoute.

Les pays de l'Est ne demeurent pas non plus inactifs. En 1988, un service de prévention des suicides s'ouvre à Moscou après la mise en place de téléphonies comme celle de la Confiance en Oural (1977).

Internationalisation, multiplication, les origines, elles aussi, changent. La Direction départementale de l'action sociale (DDAS) en France met en place en 1980 une ligne de signalements en cas de mauvais traitements sur enfants. Puis, on assiste à la naissance des numéros verts.

En 1986, ce sont les numéros verts de SOS sida, Écoute cancer, SOS viols infos, SOS drogues international qui sont créés un peu partout en Europe. La diversification des origines des services de téléphonie médico-sociale se poursuit et ce sont les ONG[1] qui entrent à leur tour dans le champ des téléphonies à commencer en France par la Croix-Rouge.

En 1990, l'année démarre avec la mise en place du numéro vert de l'Enfance maltraitée. Les services ministériels s'impliquent directement. Après les religieux, puis les associations citoyennes (loi 1901 en France), ce sont les politiques qui s'intéressent aux téléphonies.

On pourrait poursuivre cette énumération des lignes de téléphonie sociale et de leurs sponsors qui ne cessent de voir le jour, encore aujourd'hui, où l'on a pu rappeler que le démarrage des téléphonies est venu du monde des religieux (ce sont eux

[1] ONG : organisation non gouvernementale.

qui se sont souciés les premiers de leurs compatriotes en détresse) mais, l'on se doit d'évoquer l'apport de la psychanalyse à l'écoute. Freud, médecin et inventeur de la psychanalyse, bien au fait des nouvelles données sociologiques de son époque, a pu comparer l'écoute de l'analyste à un récepteur téléphonique, se demandant si l'inconscient de celui-ci ne devait pas se comporter à l'égard de l'inconscient du malade comme le récepteur téléphonique à l'égard de l'émetteur. (Freud, 1970). Ce qui fait que nous pouvons également dire que la préhistoire de l'aide psychologique au téléphone commence aussi avec celle de la psychanalyse (1889). Cet apport est loin d'être anecdotique dans l'évolution des téléphonies sociales. L'une des conséquences en sera, entre autres, le recrutement de psychologues formés à l'écoute.

Le recours aux psychologues

Même si certains disent que les services de téléphonie médico-sociale ne sont là que pour informer, la réalité montre que tous sont amenés à traiter principalement de la dimension « *écoute* ». Cette dimension apparaît la plus essentielle dans l'appel. Parfois, ce peut être d'abord les symptômes qui sont évoqués au téléphone. Dans ce cas particulier, l'écoutant oriente l'appelant après avoir discerné de quoi il s'agissait.

L'écoute exige de réelles compétences. C'est la raison qui conduit la direction de certains services à engager des professionnels de la psychologie et non plus des bénévoles qui pouvaient avoir la main sur le cœur mais manquer des connaissances fondamentales liées à l'écoute et permettant cette analyse indispensable du contenu des appels.

Au tout début des téléphonies médico-sociales, les professionnels n'apparaissent pas. C'est surtout à partir de l'ouverture des lignes comme le numéro de l'Enfance en danger, Fil santé Jeunes que le recrutement change de modalités et que les téléphonies sociales engagent, de plus en plus, de psychologues.

Ce sont les plus nombreux dans les téléphonies. Ce constat (après enquête) n'est pas surprenant. Ce corps professionnel, comme nous l'évoquerons ultérieurement, est celui qui, au cours de sa formation universitaire, approfondit le plus les techniques d'écoute et d'entretien individuel.

Certains services d'écoute ne seront composés que d'équipes de psychologues. Le changement s'opère, principalement, à partir des années 1990. Ce sont ces professionnels que nous allons présenter dans l'exercice de leur travail d'écoute, dans le rôle qu'ils jouent, la place qui leur est accordée et leurs contributions à ces services de téléphonie.

Nous rappellerons leur formation qui comprend, entre autres, l'acquisition des différentes théories de la communication et de l'écoute, inclus la théorie psychanalytique ; puis, nous évoquerons les applications de la communication que les futurs psychologues sont amenés à apprendre au décours de leurs études : l'entretien, la relation d'aide. Nous montrerons, ensuite, en quoi l'écoute téléphonique diffère de l'écoute en général et est une écoute spécifique. Nous aborderons quel est le travail attendu et effectué dans les différentes téléphonies sociales. Nous prendrons comme exemple, parmi bien d'autres, deux services : l'un, Fil santé Jeunes qui reçoit les appels d'adolescents et l'autre, le numéro de l'enfance en danger qui, lui, reçoit les appels concernant la maltraitance sur les enfants et les adolescents. Quelques exemples d'appels illustreront le travail de l'écoutant au sein de ces deux services. Nous essaierons de montrer, enfin, la place, le rôle et les contributions des psychologues dans les téléphonies médico-sociales (à partir de notre propre vécu de 10 ans passés au SNATED) en France avant de présenter l'expérience des psychologues du téléphone de la Confiance en Russie. Nous évoquerons la contribution des psychologues et nous conclurons.

PREMIÈRE PARTIE

La Formation des psychologues à la communication et à l'écoute. Un savoir, un savoir-faire

CERTAINES CONNAISSANCES DES THÉORIES DE LA COMMUNICATION

Les psychologues sont formés à la communication, à l'écoute, à l'échange, à l'entretien…

Ils doivent pour cela connaître les grands principes de base des théories de la communication.

La communication joue, en effet, un rôle essentiel dans tous les actes de la vie quotidienne. Elle englobe tous les comportements qu'un être humain perçoit et interprète, qu'il s'agisse de messages verbaux ou non verbaux, conscients ou inconscients.

Quel que soit le contexte, nous émettons et nous recevons, en effet, toujours des messages qui peuvent revêtir des formes diverses.

Rappelons, d'abord, d'où vient le terme « *communication* ».

L'origine du terme « *communication* », emprunté au dérivé latin *communicatio* signifie :

« *Mise en commun, échange, action de faire part* ». Ce terme a été introduit en français avec le sens général de « *manière d'être ensemble* » et envisagé dès l'ancien français comme un mode privilégié des relations sociales (vers 1370). Son sens a changé avec le vocabulaire théologique « *communier puis communiquer avec Dieu* » (vers 1662) et a pris son sens actuel avec l'essor des médias et les influences anglo-saxonnes.

Ce terme « *communication* » peut recouvrir trois sens : un sens technique, un sens sociologique et un sens psychologique.

Le sens technique concerne l'étude des moyens modernes d'échanges comme les techniques audiovisuelles, les techniques informatiques, les radars, le transport (les voies de communication d'un pays désignent ses routes, ses fleuves…).

Le sens sociologique porte sur l'étude de l'information (publicité, image de marque, presse…).

Le dernier sens, le sens psychologique, celui qui nous intéresse est l'étude des relations interpersonnelles. Lorsque l'on dit que nous vivons dans une société de communication, l'on fait allusion, en particulier, au développement technologique qui élimine les obstacles physiques, géographiques de la communication. L'humanité n'en apprend pas pour autant à dépasser les obstacles psychologiques de la communication et il demeure encore bien des difficultés pour que les hommes se comprennent.

Quels sont donc les principes de base des théories de la communication qui peuvent aider les individus à dépasser les obstacles dans leurs rencontres et leurs échanges et qu'apprennent les psychologues pendant leur formation à l'Université ?

Plusieurs théories de la communication existent dont nous allons présenter, succinctement, les principes de base, selon l'ordre suivant :

– L'approche mécanique de la communication de Shannon et Weaver,

– L'approche linguistique de Jakobson,

– L'approche langagière de l'école de Palo Alto et les recherches de Watzlawick,

– L'approche sémiologique,

– L'approche par l'analyse conversationnelle,

– L'approche psychanalytique.

Il est bien évident que la communication ne se limite pas à l'échange de paroles. Nous communiquons même lorsque nous demeurons silencieux. Certaines de ces théories comme la psychanalyse soulignent cet aspect. Nous l'évoquerons ultérieurement.

– L'approche mécanique de la communication selon Shannon et Weaver (1940-1950)

Est à présent bien connue. Cette approche s'appuie sur les recherches scientifiques en informatique et en cybernétique, menées aux États-Unis.

Selon cette approche, la communication implique à la fois un émetteur et un récepteur distincts. Au niveau de l'émetteur, les idées sont encodées, puis transmises par l'intermédiaire d'un canal d'émissions (voix, gestes, expressions du visage). Le message perçu par le récepteur est décodé et interprété comme dans le schéma suivant :

Filtre bruits et interférences

Canal de communication

Émetteur..Récepteur
Message

CODE
Feedback ou rétroaction

L'émetteur émet le message. Ce peut être un individu ou un groupe.

Le récepteur ou destinataire reçoit le message. Ce peut être un individu ou un groupe ou une machine (ordinateur). Dans tous les cas, on estimera que la communication a lieu si la réception du message a une incidence observable sur le comportement du destinataire (ceci ne signifiant pas que le message a été compris).

Le message est le produit de la communication, constitué par le contenu des informations transmises.

Le canal de communication, dans ce système de communication, est la voie de circulation des messages (moyens sonores, voix, oreille, moyens visuels : excitation lumineuse).

La transmission réussie d'un message requiert non seulement le canal physique mais aussi une prise de contact psychologique.

L'interprétation d'un message doit prendre en considération le système de communication qui n'est rien d'autre que la situation socioculturelle de communication.

Le code consiste en un ensemble de signes et de règles de combinaison de ces signes. Il permet de constituer et de comprendre des messages.

Plusieurs cas peuvent se présenter :

– la communication n'a pas lieu. Le message est reçu mais n'est pas compris ;

– la communication est restreinte. Les signes en commun sont peu nombreux ;

– la communication est plus large mais l'intelligibilité des signes n'est pas totale ;

– la communication est parfaite. Tous les signes émis sont compris.

Rappelons qu'il existe plusieurs types de communication : la communication unilatérale qui s'établit d'un émetteur vers un récepteur sans qu'il n'y ait de réciprocité (feedback : rétroaction) et la communication bilatérale qui s'établit lorsque l'émetteur et le récepteur font alterner les rôles. La première communication renvoie davantage à la théorie de l'information. Le retour de communication a lieu lorsque le récepteur est capable d'intégrer le message de l'autre au point de pouvoir en ré-exprimer sans déformation le contenu, mais aussi, les sentiments qu'il implique et qui ne sont pas toujours explicités par l'émetteur.

On voit qu'il est nécessaire d'établir le sens d'un message suivant le type de communication utilisé et suivant la direction et la finalité de cette communication. Une information n'a sa pleine valeur que dans la mesure où elle a le même sens pour l'émetteur et le récepteur. L'on peut, en quelque sorte, dire que la communication implique de la part de l'émetteur une triple condition : celle de vouloir, celle de savoir et celle de pouvoir communiquer :

– celle de vouloir : autrement dit, il est illusoire d'obliger qui que ce soit à communiquer ;

– celle de savoir : il ne suffit pas que l'émetteur veuille communiquer, il faut encore qu'il ait appris à le faire ;

– celle de pouvoir : la possibilité d'expression est de plus en plus conditionnée par des facteurs extérieurs à la personne.

– L'approche linguistique de la communication selon Jakobson (1960)

Jakobson a introduit une nouvelle dichotomie dans la communication : l'énoncé, versus énonciation. Selon lui, il faut distinguer l'énonciation, elle-même, de son objet, la matière énoncée. Il établit quatre rubriques : un événement raconté ou procès de l'énoncé, un acte de discours ou procès de l'énonciation, un protagoniste du procès de l'énoncé et un protagoniste du procès de l'énonciation. Et il distingue plusieurs fonctions dans la communication : la fonction phatique, fonction qui permet d'établir le contact entre les partenaires, la fonction conative qui est la volonté d'agir sur l'interlocuteur, la fonction référentielle où le message doit être compris par l'interlocuteur, la fonction métalinguistique et la fonction poétique, correspondant à la forme du message.

– L'approche langagière de l'école de Palo Alto

La conception de la communication selon Shannon et Weaver fut considérée comme trop simpliste par les chercheurs de Palo Alto (Bateson, 1904-1981 et Watzlawick, 1921). Selon eux, il n'était pas possible de diviser la communication entre deux personnes en une suite linéaire de messages, de stimuli et de réponses, de causes suivies d'effets. La communication est un phénomène complexe qui implique une interdépendance et une causalité simultanée, réciproque des parties. Elle est la résultante d'un grand nombre de données (le passé, l'image de soi, l'image de l'autre, l'environnement…) qu'il n'est pas possible d'isoler. Ils furent les premiers à mettre en évidence la pluralité des niveaux de communication contenus dans un message, à savoir que toute information comporte une double face, un contenu explicite et un contenu implicite. Toute communication comporte, donc, toujours une métacommunication, exprimée par le ton employé, les expressions et les attitudes qui viennent se greffer sur le contenu premier du message.

Les recherches de Watzlawick le conduisirent à établir une axiomatique qui se décline selon les points suivants :

– Le premier point est qu'il n'y a pas de non-comportement.

– Le deuxième point porte sur la communication. Celle-ci comporte deux opérations qui sont d'une part, un indice ou contenu et d'autre part, un ordre ou relation. Toutefois, il faut noter que le contenu englobe la relation et se trouve donc être une forme de métacommunication. Si l'on dit « *je suis fatigué* », l'on donne à la fois un fait, une information, un contenu et une façon dont cette information va être intégrée ou non dans la relation.

– Le troisième point de l'axiomatique concerne la nature de la relation. Celle-ci dépend de la ponctuation des séquences.

– Le quatrième point vise les deux modes de communication. L'un est le mode digital, autrement dit, le mode explicité : il possède une organisation, une syntaxe, une logique plus ou moins complexe. Il est la manière de définir quelque chose, mais il n'est pas facile de définir quelque chose de l'ordre de l'affect. C'est un mode d'expression plutôt verbal. L'autre mode est le mode analogique ou implicite qui possède sa sémantique, mais n'a pas une syntaxe très précise. Il va s'exprimer sous forme de modes verbaux ou non verbaux (sous couvert d'information). Il a valeur d'affect, de relation.

– Dans le cinquième point, Watzlawick évoque les interactions symétriques et complémentaires : ainsi, si je dis : « *Je suis fort* » et que l'autre répond : « *Moi, aussi* », nous avons là, une relation symétrique. En revanche, si je dis toujours : « *Je suis fort* » et que l'autre répond : « *Je suis faible* », nous ne sommes plus dans une relation symétrique mais dans une relation de complémentarité.

Si l'on revient au premier point de l'axiomatique « *Il n'y a pas de non-communication* », l'on peut dire qu'un sujet qui ferait l'effort défensif pour ne pas communiquer, sa non-réponse (appel muet, par exemple) serait, néanmoins, une forme de communication : une fuite, un camouflage par un déni ou autre.

Dans le deuxième point, la différence qui existe entre la valeur « *contenu* » et la valeur « *relation* » dans une communication conduira à se demander sur quoi porte le désaccord, s'il porte sur le contenu ou sur la relation.

L'émetteur apporte une information et se définit dans la relation. Le récepteur confirme l'information et la relation. S'il rejette l'information ou la relation ou les deux, il dénie la qualification de celui qui apporte l'information. Il disqualifie l'émetteur. Il peut même disqualifier l'émetteur en déniant son existence même.

Nous avons rappelé les deux modes de communication distingués par Watzlawick dans son troisième point. Dans le mode non verbal, le récepteur devra comprendre ce qui se passe sur le plan analogique et devra amener son interlocuteur à dire clairement ce qu'il a pu exprimer par d'autres modes.

Pour clore cette approche, nous évoquerons la double contrainte, le « *double bind* », qui est une forme de communication où la relation est intense et le message paradoxal. Le message consiste en une affirmation ; une deuxième affirmation vient contredire la première affirmation. Le message devient alors indécidable. Il devient pathogène quand le sujet ne peut échapper à la réponse du fait de sa dépendance et lorsqu'il y a réceptivité du message paradoxal.

– L'approche sémiologique

La pluralité des significations d'un message peut provenir de la polysémie des signes utilisés. Pour la sémiologie ou sciences des signes dont Pierce (1839-1914), Barthes (1915-1980) et Eco (1932) furent parmi les principaux représentants, tout signe est porteur de multiples sens, souvent cachés, qui viennent se surajouter à un contenu formel.

– L'approche par l'analyse conversationnelle

L'ambiguïté des significations émises dans un message a été mise en évidence par l'analyse de conversation. L'enregistrement des conversations ordinaires montre que la façon dont nous parlons est loin de correspondre aux canons de la langue officielle, car contrairement à ce que voudrait l'écrivain Boileau, « *ce qui se conçoit bien, s'énonce clairement* » est loin de se vérifier pour la plus grande part du langage ordinaire, celui que nous employons tous les jours. L'étude des conversations courantes montre que les formules employées sont souvent embrouillées, les termes imprécis et les phrases incomplètes. D'où de multiples malentendus, retranscriptions maladroites ou mauvaises expressions qui détournent le sens de nos pensées et sont difficilement accessibles à l'entendement d'un étranger.

– L'approche psychanalytique

La psychanalyse fut la première conceptualisation d'une situation de communication quasi expérimentale. Les problèmes de communication interindividuelle sont tous abordés. La situation psychanalytique est caractérisée par une proxémique et une consigne, dite règle fondamentale, qui en font une situation d'interaction duelle, à canal verbal privilégié.

La règle fondamentale « *Tout dire (ne rien faire)* » oblige les exigences pulsionnelles à se formaliser dans un discours verbal qui, au fur et à mesure des séances successives ritualisées dans le temps, devra s'enrichir dans ses possibilités fonctionnelles et homéostatiques. L'entendu sera prédominant sur le vu. Autrement dit, il y a absence du regard, absence de corps qui forcent le sujet à la mentalisation et à la verbalisation.

La cure psychanalytique, au début, était très dépendante de son modèle linguistique du signe : il s'agissait de ramener à la conscience les éléments refoulés en rétablissant par le travail du psychanalyste leur liaison avec les représentations de mots. La psychanalyse fonctionnait comme un déchiffrage. La question qui dominait était : qu'est-ce que cela veut dire ? Avec la découverte du transfert (1910), on est passé au questionnement :

d'où ça parle ? Qui parle à qui ? Ce n'était plus tant le contenu que la forme qui importait. Freud s'est aperçu que la cure se déroulait comme un processus où l'action et l'interaction étaient dominantes.

Dans la communication, les notions de conscient, d'inconscient, les mécanismes de défense (identification, projection, sublimation…) ont été intégrés ainsi que les étapes du développement de l'individu (stades oral, anal, œdipien…). Il n'en reste pas moins que le psychologue ayant acquis un certain nombre de connaissances psychanalytiques et, après être passé lui-même par l'expérience de l'analyse, n'aura plus la même écoute que ses collègues non psychologues. Il entendra des éléments nécessaires pour la compréhension d'une situation qui ne pourront être entendus par d'autres écoutants.

En effet, l'écoute dans ces conditions ne pourra plus être seulement une écoute informative, de conseil ou de signalement.

L'ACQUISITION DES DIFFÉRENTES PRATIQUES DE LA COMMUNICATION

La connaissance des théories de la communication n'aurait aucun sens sans l'apprentissage des différentes techniques qui en permettent l'exercice. Nous allons, à présent, décrire brièvement ces techniques d'application. Nous commencerons par l'entretien de face (en face à face), nous évoquerons, ensuite, l'entretien clinique. Enfin, nous verrons la relation d'aide. L'on retrouvera ces techniques dans l'entretien téléphonique, indépendamment de ses spécificités. L'écoute (l'écoute au téléphone, en particulier) mobilisera toute notre attention au chapitre suivant.

L'une des applications pratiques des théories de la communication est l'entretien.

L'entretien de face

Définition

L'entretien de face consiste en une technique d'étude et d'observation du comportement humain en vue de trouver des solutions à des problèmes relevant de la psychologie.

Bingham et Moore donnent la définition suivante : « *L'entretien est une conversation sérieuse visant un but déterminé autre que le simple plaisir de la conversation* ».

Pour Symonds : « *L'entretien est une méthode visant à recueillir des données au cours d'une consultation privée ou d'une réunion : s'adressant à l'interviewer, une personne raconte son histoire, donne sa version des faits ou répond aux questions concernant le problème qui est à l'étude ou l'enquête en cours. Cette méthode peut compter l'application des techniques d'observation et d'évaluation, le "rating", et a des aspects communs avec la technique du questionnaire* ».

L'entretien a pour but, d'une manière générale, de recueillir des faits, d'informer ou de motiver. Il existe des entretiens qui permettent de déterminer, à partir de ce que dit le sujet, ses opinions, attitudes et caractéristiques personnelles, un diagnostic ; il existe des entretiens thérapeutiques ou encore, des entretiens de recherche.

Les problèmes qui se posent d'emblée à l'occasion de la première prise de contact concernent notamment l'importance des processus inconscients qui se jouent autant chez le psychologue que chez le consultant dans cette situation complexe.

La bonne distance

Les aspects matériels comme l'arrangement du bureau ont leur importance car ils touchent d'emblée à des problèmes complexes comme la distance *optima* utile pour un consultant et qui serait, sans doute, dangereuse pour un autre.

La présence corporelle

D'autres aspects importent aussi, comme les aspects vestimentaires, les aspects corporels, la voix (l'intonation, l'aspect interrogatif posé, tranquille ou surpris des premiers propos échangés) et le regard, de même l'aisance ou encore la possibilité de trouver un certain confort (intérieur) pour pouvoir écouter l'autre.

L'attitude, l'activité motrice, gestuelle, mimique... restent importantes tout au long de l'entretien mais c'est surtout l'impression que le psychologue a dans les premiers instants qui compte comme nous l'avons déjà évoqué.

Le langage

L'essentiel de la communication doit passer par le langage, au sens verbal du terme. Les meilleures conditions sont réalisées quand le consultant prend l'initiative de lui-même et vient exposer son problème. Le psychologue est alors là, en position d'écoute. Il n'a pas besoin d'investigation auprès du consultant. Il n'a qu'à encourager ou inciter le consultant à prendre la parole.

Quand le consultant formule une demande précise, le psychologue est dans la meilleure situation ; la plupart du temps, le consultant ne sait pas trop ce qu'il a à faire. Il redoute l'entretien, il vient rarement de lui-même avec une demande propre. Dans le meilleur des cas, on lui a plutôt conseillé de venir voir un professionnel de l'écoute. Il est, alors, nécessaire que le psychologue prenne l'initiative, situe le cadre de l'entretien, son but et les moyens qu'il a. En ce cas, le psychologue induit quelque chose et limite, de ce fait, l'initiative du consultant.

Le langage du consultant prend une part importante dans l'entretien. C'est à travers lui que le psychologue peut recueillir des informations dont il a besoin pour son investigation. Le psychologue devra faire attention tout autant à la forme qu'au contenu du récit du consultant, d'abord, sur le plan quantitatif : en distinguant les personnes inhibées dont l'expression est lente, hachée et celles, au contraire, dont le débit est intense (un flot de paroles). Il observera s'il est continu, régulier, cohérent avec lui-même ou, au contraire, décousu… il s'intéressera au rythme du langage… il s'attachera particulièrement à la qualité relationnelle de ce discours. S'agit-il d'un monologue qui maintient le psychologue à distance ou même qui l'exclut ou d'un discours halluciné ? Le psychologue devra attacher une attention spécifique au vocabulaire du consultant : richesse de ce vocabulaire, adaptation… bien sûr, aucune conclusion ne peut être prise hâtivement sans prendre en compte le contexte social et culturel du consultant (par exemple, s'il est étranger). Il doit aussi être attentif aux différents troubles de l'expression verbale, aux troubles de la syntaxe, aux lapsus qui font, d'ailleurs, l'objet d'une attention soutenue dans un entretien clinique.

L'observation

Même dans le cas d'un premier contact, il ne faut jamais oublier que l'important est d'observer la relation qui s'établit avec le consultant.

L'observation devra porter à la fois sur trois plans fondamentaux :

– le plan du consultant, sa souffrance, sa demande, sa personnalité, ses mécanismes psychologiques ;

– le plan du psychologue, ses propres contre-attitudes, ses affects, ses émotions pendant l'écoute ;

– le plan de leur interrelation, c'est-à-dire l'ensemble des processus d'interaction qui, en feedback, positifs ou négatifs, vont accentuer ou corriger les réactions affectives de chacun des deux protagonistes de la relation.

Il faut au psychologue une longue formation personnelle pour s'habituer à observer en même temps que son consultant ses propres réactions internes et à comprendre par quel moyen elles peuvent avoir elles-mêmes un effet sur le consultant. Ses contradictions défensives pourront, parfois, avoir une incidence sur le consultant mais elles peuvent, aussi, aboutir à une incompréhension ou avoir des effets négatifs.

L'entretien clinique

Avant de présenter l'entretien clinique, il nous faut faire un bref retour sur le développement de la psychiatrie pour rappeler l'évolution considérable qui s'est opérée faisant passer des pathologies mentales d'une évaluation figée à une évaluation dynamique.

Il a fallu, en effet, attendre le XXe siècle pour que la perspective relationnelle soit désormais introduite dans le champ de la psychopathologie. Les découvertes freudiennes (invention de la psychanalyse, travaux sur l'hypnose) conduisent à la prise en compte des troubles mentaux. Jusque-là, la société cherchait davantage à se protéger des personnes perturbées psychologiquement.

Aujourd'hui, en ce début de XXIe siècle, nous pouvons dire que nous sommes dans une période post-psychanalytique. Les découvertes strictement psychanalytiques ont été plus ou moins assimilées. Le changement culturel qu'elles ont apporté n'a pas été sans retentissement sur la conception que nous pouvons avoir de l'être humain, de la relation à cet être humain et, en même temps, de l'action thérapeutique. Dans le champ de l'entretien clinique, la psychanalyse a permis non seulement de consigner les traits de caractère, les choix principaux de l'existence mais également, les symptômes comme les compromis entre des forces en compétition. On conçoit, dès lors, que chaque être humain est conduit à organiser son caractère et sa personnalité grâce aux mécanismes de défense. Chez certains, ces forces en compétition peuvent être massives, s'appuyant sur tel ou tel mécanisme, chez d'autres, elles seront plus souples, multiples, polyvalentes, réversibles, autrement dit adaptables.

Au fur et à mesure, les processus psychotiques et les processus névrotiques ne sont pas apparus aussi éloignés les uns des autres. Les travaux de M. Klein sur les premières angoisses existentielles chez le tout-petit ont montré que celui-ci, grâce à des processus archaïques, tentait de s'en protéger. On retrouve les mêmes processus chez le psychotique qui semble n'avoir pu accéder à d'autres mécanismes de défense.

Il n'y a donc plus de frontière aussi précise entre le malade psychotique et le malade névrotique. D'autant que, dans des circonstances plus ou moins exceptionnelles, chaque individu est susceptible d'avoir recours à ces processus archaïques. Les frontières de la pathologie sont devenues incertaines. Certains théoriciens vont jusqu'à dire qu'elles n'existent pas. Ce qui est sûr, c'est que l'on parle à présent davantage de psychologie clinique que de psychopathologie et la perspective de l'entretien clinique est devenue résolument thérapeutique. Les avancées biologiques, chimio-thérapeutiques n'ont cessé. Le rapprochement entre normalité et anormalité s'est estompé.

Définition

L'entretien clinique va consister en une collecte de la symptomatologie, en une analyse du langage du consultant.

La « *bonne* » distance

Faut-il imposer de l'extérieur de la distance ? Faut-il, au contraire, effacer cette distance pour permettre un rapproché ? Le bureau peut servir d'intermédiaire dans certains cas et rassurer ou être comme l'impossibilité de recevoir un soutien. La proximité peut aussi avoir une valeur intrusive ou hostile.

La présence corporelle

Avant même que tout mot soit dit, il y a déjà l'expression du corps, du geste, de la mimique et du regard à prendre en considération. Il y a un premier temps de rencontre et ce premier temps donne une première impression. Le consultant s'est lui-même fait une certaine image du clinicien. L'objet est investi avant d'être perçu. Le premier entretien viendra ou non confirmer ou corriger ses premières projections non liées à la réalité. Le consultant s'avance-t-il avec aisance, hésite-t-il, s'assied-il d'emblée au bord du siège, inquiet, tendu ? Ces intuitions constituent le premier cadre pour le clinicien. Il devra aussi porter son attention au vêtement,

À la coiffure (en particulier, chez les adolescents). Dans le cadre de la vie affective, la lecture du sens d'un message sera faite non pas sur le contenu sémantique de ce message verbal, mais sur l'expression mimique plus ou moins complexe qui l'accompagne.

Le regard

Quand la situation présente une charge émotionnelle, il est évident que l'expression du regard, la mimique sont importantes à observer de même qu'il faut tenir compte de sa propre charge émotive et de ses propres réactions mimiques. Le regard prend une place importante. Est-il inquiet ? Quête-t-il constamment l'approbation ou l'estime du clinicien ou fuit-il, traduisant une grande culpabilité à faire part d'affects ?

Le langage

L'activité verbale peut être inhibée chez certains consultants : le discours est haché, les phrases ne sont pas finies. D'autres noient le clinicien sous un flot de paroles qui peuvent rendre l'écoute difficile. Celui-ci se demandera si ce flot verbal est cohérent, décousu (coq à l'âne, calembour), s'il y a une excitation psychique, une charge émotionnelle plus ou moins forte qui accompagne le discours. S'il s'agit d'un monologue, d'un dialogue d'approbation, de justification ?...

Il s'interrogera aussi pour voir si le vocabulaire est riche, précis ou sophistiqué. Note-t-il des néologismes, des troubles de l'articulation, du bégaiement, du zézaiement, des troubles de la syntaxe signifiant la problématique globale du sujet ?

La linguistique et la psychanalyse nous ont appris à ne pas confondre langage et pensée et à reconnaître dans ce langage une multiplicité de sens. Freud a bien évoqué à propos des rêves la distinction à faire entre le contenu manifeste et le contenu latent.

Le clinicien, pris dans le discours manifeste de son interlocuteur, risque d'oublier tous les autres plans qu'il doit observer. Il lui faut encore repérer les mots-clés.

L'observation

L'interaction immédiate qui se met en place entre le clinicien et le consultant exige du clinicien qu'il s'observe lui-même. Ceci est une règle générale qui concerne tout entretien. Ce qui ne doit pas entraver la spontanéité. Mais le clinicien doit être conscient de ses propres attitudes (sourire, mimiques...). Bien avant de parler, nous communiquons par des expressions corporelles qui se chargent d'une signification symbolique socialement reconnue.

Pour contribuer à l'amélioration des problèmes relationnels que lui pose l'autre, le clinicien doit percevoir sa propre implication dans sa relation à cet autre. Pour être valable, son observation en entretien devra porter sur lui-même, ses propres attentes, ses propres désirs et ses propres défenses face à l'autre. En effet, il doit comprendre que ce qui le détermine dans ses désirs, ses inhibitions dépend de sa problématique personnelle, liée à son propre passé infantile, à ses mécanismes intrapsychiques de l'ensemble des forces qui s'exercent sur lui, pressions conscientes ou inconscientes des groupes auxquels il se réfère, de son appartenance sociale, ethnique, culturelle, voire économique.

Une visée essentiellement investigatrice

Le clinicien doit reconnaître ou non les troubles du comportement, les conduites de la conscience, de la personnalité. Parmi ceux-là, il déterminera s'il s'agit de simples plaintes, de troubles du sommeil, de troubles de la conduite alimentaire (anorexie, boulimie), de la psychomotricité (crampes, spasmes). Il observera s'il ne s'agit pas plutôt de conduites agressives (colère, violence), de troubles suicidaires (pratique de sport dangereux). Il notera la présence de troubles de la conscience comme de la stupeur, une perte de contact avec la réalité, de la confusion... des troubles de la mémoire, du cours de la pensée, de l'humeur, du caractère... pour compléter son recueil de données, le clinicien cherchera à savoir l'âge du consultant, le statut social, le milieu culturel, la place dans la famille, l'histoire du sujet. S'il a des frères et sœurs, quels sont les mythes familiaux, s'il a des convictions religieuses, idéologiques.

En connaissant un peu de l'histoire du sujet, le professionnel comprend plus quelle a été l'évolution affective du consultant, quelles ont été ses satisfactions ou insatisfactions dans ses relations, dans ses investissements socioprofessionnels. Quand l'investigation est terminée, on peut dire que le clinicien peut clore l'entretien. Il doit alors résumer la situation et montrer qu'il a compris quelque chose de la problématique. Il faut qu'il ait pu se faire une idée, avant toute proposition d'aide, de la structure du sujet, de ce qui a motivé cette première consultation (demande).

La demande au sens psychothérapeutique suppose, outre une souffrance, une volonté de mise en question et de modification de soi-même, un désir de compréhension du trouble et des difficultés relationnelles au monde.

Attitude du clinicien dans l'entretien clinique

Le clinicien doit mettre le consultant à l'aise, se montrer non directif, l'inciter à parler. Il doit se présenter, expliquer ce qu'il fait, pourquoi et se comporter de manière à ce que l'autre ressente son attitude comme une invitation à parler. Il lui faut dédramatiser la situation, déculpabiliser, désangoisser…

Le clinicien utilisera la relance d'une idée évoquée, la reformulation (dont on parlera dans le paragraphe suivant), de l'affect sous-jacent au discours ; il repérera les lapsus, les trous dans le discours, le débit…

L'entretien d'aide

Il faut d'abord commencer par délimiter ce qu'est l'entretien d'aide et ce qu'il n'est pas.

L'entretien d'aide n'est pas une conversation ni une discussion. Il n'est pas davantage une interview ni un interrogatoire (le consultant n'est pas dans la position du suspect). Il n'est pas un discours de l'aidant qui consisterait à faire changer l'opinion du consultant, à le convaincre en se faisant plaisir… il ne s'agit pas d'une confession ni de la recherche d'un diagnostic. Alors qu'est-ce que l'entretien d'aide ?

Un peu d'histoire va nous permettre de faire le point sur l'évolution du concept d'aide. Au début, il s'est agi d'une affaire de charité. Saint Vincent de Paul puis La Rochefoucauld précéderont le service social dans l'aide accordée aux plus pauvres. Ce n'est que dans les années 1930 et 1960 que le service social fera son apparition.

Dans les années 1930, la relation d'aide est une forme d'intercommunication. Il se crée entre l'aidant et l'aidé « *un pont* » qui fait de leurs deux personnalités un « *nous* » et qui engendre un sentiment de solidarité affective.

Puis, quelques années plus tard (1935), la relation d'aide pose des objectifs au-delà d'elle-même. L'élément vivant est la relation dynamique qui s'établit entre le travailleur social et le consultant. L'interrelation doit aboutir pour le consultant à l'assistance qu'il reçoit. Cela lui permettra de trouver son meilleur épanouissement.

Au tournant des années 1950, l'entretien devient le moyen par lequel le consultant est amené à poser son problème et par lequel l'acteur social l'amène à voir plus clair en lui-même.

Il faut encore attendre une décennie pour que le consultant se prenne en charge et que le temps de la compassion soit terminé. Chacun est placé devant son destin et doit parvenir à le gérer, lui-même.

Définition

Comprendre le problème dans les termes où il se pose pour tel individu dans son existence singulière, aider le consultant à évoluer personnellement dans le sens de la meilleure adaptation sociale deviennent les objectifs de l'aidant et l'on peut considérer ces objectifs comme composant une certaine définition de la relation d'aide.

Les règles de l'entretien d'aide selon Rogers (1970)

Rogers est un psychologue américain qui a beaucoup travaillé sur la relation d'aide dans les années 1940 et suivantes.

Il estime que la disponibilité doit être intégrale, sans préjugé ni a priori d'aucune sorte. Cette manière de faire et d'encourager l'autre favorise l'expression spontanée de l'autre. Les règles qu'il stipule sont les suivantes :

– une attitude de non-jugement qui va permettre de tout recevoir, de tout accueillir sans critique ni culpabilité.

– une attitude de non-directivité, c'est-à-dire qu'il n'y a rien de présupposé à chercher ou à vérifier. Le consultant a l'initiative de sa présentation du problème et de son itinéraire.

– une intention authentique de comprendre autrui dans sa propre langue, de savoir ce que signifie la situation du consultant.

– un effort pour rester objectif tout au cours de l'entretien.

(Cité dans Muchielli, p. 10, 1986).

Ces règles ont leurs limites, en particulier, quand il n'y a que de l'information à transmettre ou quand la consultation n'a aucun pouvoir de réflexion.

L'observation psychologique

Les implications affectives personnelles peuvent réaliser de réels obstacles dans une situation d'aide tout comme la subjectivité, la déformation professionnelle…

Pour bien saisir la situation du consultant telle qu'en elle-même, il faut faire un effort pour bien la connaître de même que pour connaître les expressions de ce qui sera significatif du point de vue psychologique (sourire, mutisme, changement de sujet au cours de l'entretien).

Dans un échange, toutes les attitudes ont un sens qu'il s'agisse d'angoisse, d'agacement, de trac, de satisfaction, de honte… il faut aussi prêter attention à l'au-delà des mots, observer les mimiques, les postures et ne pas oublier que le plus souvent, les sentiments que l'on prête à l'autre sont des projections. Il faut aussi se demander ce que l'on induit chez l'autre.

Dans la relation d'aide, l'entretien est un cas à part de la communication interhumaine. Il est constitué par de la communication verbale (langage, signes non verbaux comme le ton, la mimique, les postures), par de l'intercommunication (l'aidant fait un effort de compréhension de l'autre). Cette situation a ses composantes propres (tant du point de vue statique que dynamique). L'entretien, lui-même, détermine les comportements des interlocuteurs. Les variables qui entrent dans l'entretien vont être à la fois la personnalité des interlocuteurs et leurs relations affectives.

Selon la phénoménologie, tout être humain est toujours en « *situation* » : autrement dit, les moments de notre existence sont des situations successives dans lesquelles nous nous trouvons et par rapport auxquelles notre comportement s'organise.

Une situation est nécessairement empreinte de significations que lui donne un sujet humain pour qui cette situation existe. Ces significations ne sont pas de pures images ni des représentations imaginaires dans la mesure où elles sont vécues, elles se traduisent dans le comportement et les attitudes.

K. Lewin avait formulé la loi générale selon laquelle « *le comportement est fonction de la solution totale vécue par le sujet* » (C = f (S) où C est le comportement et S, la situation vécue. Muchielli, p. 23, 1986).

Les variables dans l'entretien d'aide

Elles sont au nombre de quatre : le temps, le lieu, le cadre et l'aidant.

Le temps est le moment choisi et accordé à l'entretien.

Le lieu est l'endroit le plus favorable à l'écoute (ni bruits, ni téléphone).

Le cadre peut être une pièce qui n'est ni tout à fait vide ni trop petite.

Quant à l'aidant : s'il est dans la position du psychanalyste, silencieux et caché, il induit une régression, une frustration, une insécurité, une infériorisation du sujet.

Le consultant doit savoir qui est l'aidant et quel est son statut social.

Dans l'entretien d'aide, les réactions affectives peuvent être immédiates. Il peut s'agir d'éléments de sympathie, d'antipathie. La présentation, le langage utilisé font également partie des facteurs qui comptent dans un entretien.

La dynamique de l'entretien

La dynamique de l'entretien est l'ensemble des phénomènes qui se produisent au cours de son déroulement ainsi que les lois psychologiques qui le déterminent. Le déroulement est avant tout constitué par les interactions. L'interviewer doit utiliser ces lois de la dynamique dans l'entretien d'aide pour favoriser au maximum l'expression et l'effort de formulation du problème du consultant.

Tous les échanges humains sont des interactions : dès qu'un sujet cesse de penser tout seul ou de parler tout seul pour parler à quelqu'un ou lui répondre. L'induction va orienter la réponse du consultant. Les inductions sont des suggestions non conscientes et involontaires provenant du système de concepts et de valeurs référentiels de toute intervention ainsi que des attitudes implicites dans la relation avec autrui.

Notre manière de poser les problèmes fait nécessairement référence à des ensembles conceptuels (représentés par des mots) et à des modèles de valeur qui reflètent notre façon de découper le réel, de le juger… Pour conduire l'entretien, il faut éviter de créer d'autres réactions induites que celles d'une facilitation de l'expression spontanée de l'interlocuteur.

Les attitudes spontanées

Nous réagissons à la situation d'entretien elle-même en questionnant, en interrogeant… nous pouvons passer du mutisme à la digression… du soutien moral à la suggestion de la solution.

Dès que nous avons quelques données, nous nous faisons une idée de la situation et nous y associons une réaction affective. Nous réagissons à la personne de l'interviewé (sympathique ou non). Nous réagissons à la situation elle-même en fonction d'attitudes qui sont habituellement les nôtres.

Certaines interventions verbales ne facilitent pas l'expression des attitudes. C'est Porter (1950) qui en a établi un certain nombre : jugement moral, interprétation, soutien, consolation, appel à renseignements complémentaires, réponse à la solution du problème. Les attitudes d'évaluation, d'interprétation, de support affectif, de recherche d'information, de suggestion, de fourniture d'information peuvent faire obstacle à la compréhension de l'autre. Rogers a ajouté les deux dernières : suggestion et fourniture d'information.

Si l'on reprend chacune de ces attitudes, le jugement moral qui consiste à faire référence à des normes, à des valeurs et présente un avis moral comme une mise en garde, une approbation, peut déclencher chez le consultant de l'inhibition, de la culpabilité, de la révolte. L'interprétation de l'interviewer qui projette sa propre manière de comprendre, son choix personnel, sa théorie, entraîne du désintérêt, de l'irritation sourde, de la résistance à l'entretien. Le soutien, la consolation ne l'aident pas davantage car l'attitude peut être considérée comme une attitude maternant ou paternaliste et elle a, pour conséquence, le désir du consultant de conserver cette amitié. Ce qui va entraîner une relation de dépendance ou, au contraire, de l'hostilité à cause de la prise en pitié ou de la passivité chez le consultant. L'investigation complémentaire pousse le consultant à donner la meilleure image de lui en évoquant des détails… quant à la solution du problème, le consultant a le sentiment d'être éconduit ou de devoir accepter la solution proposée.

Conditions favorables à l'entretien d'aide

Le professionnel doit avoir dépassé ses difficultés personnelles (peur de l'entretien, peur des silences liés à la peur du vide, impression de perdre son temps, peur d'être jugé par l'autre…). Il doit comprendre le problème dans les termes où il se pose pour tel individu, l'aider à évoluer personnellement pour être capable de résoudre ses problèmes, ne pas s'impliquer émotionnellement sinon l'interviewé ne sait plus ce qui se passe. L'engagement dans l'entretien va se faire à partir de l'effort d'empathie (acte par lequel un sujet sort de lui-même pour comprendre quelqu'un d'autre sans pour autant éprouver les mêmes émotions que cet autre). Comprendre tout en restant lucide et en conservant, par rapport à la situation du sujet ou par rapport à ce qui se passe dans l'entretien, une liberté garante de l'objectivité et de l'efficacité de l'aide.

La bonne attitude en entretien d'aide suppose selon Rogers d'être centré sur ce qui est vécu par le sujet et non sur les faits, d'accueillir la manière dont il éprouve les choses, les personnes, les évènements. Elle s'intéresse à la personne du sujet et non au problème en lui-même, respecte le sujet, lui manifeste de la considération réelle, facilite la communication et ne fait pas de révélations. Il ne s'agit pas d'écouter le sujet dans le but de classer ses dires dans des cadres tout préparés d'un système d'interprétation ou d'attendre le bon moment pour lui révéler une explication. Il s'agit de faire un effort pour maintenir, améliorer la capacité de communication et de formuler son problème.

La reformulation technique de base de l'entretien d'aide. Ses principes.

On appelle une reformulation une intervention de l'interviewer qui consiste à redire en d'autres termes et d'une manière plus concise ce que le consultant vient de dire, et cela, afin que l'interviewer obtienne l'accord du sujet. L'interviewer est assuré que rien de différent n'a été introduit par lui dans la communication. L'interviewé est rassuré sur le degré de compréhension par l'interviewer de ce qu'il lui a exposé. L'interviewer a fait la preuve qu'il a compris.

Les principes de la reformulation sont les suivants :

– la reconnaissance des sentiments significatifs que le sujet vient d'exprimer ;

– la possibilité pour le consultant de développer son problème ;

– l'acceptation du contenu du consultant ;

– la définition de la situation décrite. Le consultant a exprimé son point de vue et il est accepté comme tel.

Ces principes de reformulation sont revus par la psychologie qui insiste sur la nécessité de faire confiance à la personne qui consulte. Comprendre un comportement va supposer comprendre les significations qu'il implique au niveau même de la perception des choses, des êtres, des évènements et restituer ces significations dans l'ensemble du vécu du sujet. Tout est fondé sur la capacité de prise de conscience de soi, la foi dans les capacités de réflexion, de relation sociale mais, également, la foi dans la capacité d'autorégulation finale du sujet par lui-même.

La reformulation pour Rogers consiste en trois procédés principaux avec des effets progressifs :

– la reformulation-reflet qui consiste à faire en sorte que le consultant comprenne que le professionnel avait compris. Le professionnel peut ainsi dire « *ainsi, selon vous,* ou *vous voulez dire* ou *en d'autres termes…* » ;

– la reformulation-résumé ;

– la reformulation-clarification qui consiste à mettre en lumière et à renvoyer au sujet le sens même de ce qu'il a dit.

La reformulation est comme le renversement du rapport figure-fond. Un des modèles de Rogers pour expliquer le mode opératoire de la reformulation est la fameuse image tirée de la théorie de la forme dans laquelle la « *figure* » se détache sur un « *fond* » et ce fond peut, à son tour, devenir figure.

Une image classique dans la théorie de la Gestalt est l'image à double sens. En considérant le blanc sur fond noir, on aperçoit un vase et en considérant le noir sur fond blanc, on voit une figure qui se détache. On n'ajoute ni ne retranche rien à l'image en inversant le rapport figure-fond. Le changement figure-fond n'ajoute rien, ne retranche rien mais fait apparaître quelque chose qui était jusque-là « *latent* » (cité dans Muchielli, p. 47, 1986).

Comme dans l'entretien en face à face ou dans l'entretien clinique, le professionnel, dans l'entretien d'aide doit être conscient de la situation du consultant. Il existe en puissance chez tout individu une capacité innée à s'autodiriger et à s'autoréguler.

L'entretien thérapeutique

Définition

L'entretien thérapeutique a pour objectif d'aider le consultant à engager un processus de changement. Le consultant pour résoudre ses conflits sollicite l'accompagnement d'un thérapeute grâce auquel il accroît son écoute personnelle. Autrement dit, qui dit « *écoute thérapeutique* » dit « *engagement du thérapeute et de son consultant* » dans un vrai travail d'écoute. Par l'exercice de l'écoute, le principal rôle du thérapeute revient à rendre le consultant écoutant de lui-même.

Rogers estime que les réactions du consultant qui fait pour un temps l'expérience des relations thérapeutiques sont réciproques de celles du thérapeute. Tout d'abord, comme il trouve quelqu'un qui l'écoute et accepte ses sentiments, il devient peu à peu capable de s'écouter lui-même. Il commence à recevoir ce qui lui est communiqué de l'intérieur, à se rendre compte qu'il est en colère, à savoir reconnaître quand il a peur et, même, à prendre conscience de ses moments de courage. Au fur et à mesure qu'il s'ouvre plus à ce qui se passe en lui, il devient capable de prêter l'oreille à des sentiments qu'il avait toujours niés et refoulés. Il peut écouter des sentiments qui lui ont semblé si terribles ou si déroutants ou si anormaux ou si honteux qu'il n'a jamais été capable de reconnaître leur existence, en lui-même.

Au fur et à mesure qu'il apprend à s'écouter lui-même, il en vient à mieux s'accepter…

Enfin, en écoutant plus attentivement ces sentiments intérieurs, avec moins d'évaluation et plus d'acceptation envers lui-même, il évolue vers une plus grande congruence.

L'empirisme de l'écoute rogérienne contribue à rendre contagieuse la congruence du thérapeute dans sa relation avec son consultant. La qualité d'écoute accélère forcément une dynamique de changement personnel dans l'existence du demandeur.

Selon S. Freud « *nous ne devons attacher d'importance particulière à rien de ce que nous entendons et il convient que nous prêtions à tout la même attention "flottante" suivant l'expression que j'ai adoptée* ». On économise ainsi un effort d'attention qu'on ne saurait maintenir quotidiennement des heures durant et choisir parmi les matériaux fournis. C'est, en effet, ce qui arrive quand on fixe à dessein son attention ; l'analyste grave en sa mémoire tel point qui le frappe, en élimine tel autre et ce choix est dicté par des expectatives ou des tendances. C'est justement ce qu'il faut éviter ; en conformant son choix à l'avance. En obéissant à ses propres inclinations, le praticien falsifie tout ce qui lui est offert. N'oublions jamais que la signification des choses entendues ne se révèle souvent que plus tard.

L'obligation de ne rien distinguer, particulièrement au cours des séances, trouve son pendant, on le voit, dans la règle imposée à l'analyse de ne rien omettre de ce qui lui vient à l'esprit, en renonçant à toute critique et à tout choix. En se comportant différemment, le médecin réduit à néant la plus grande partie des avantages que procure l'obéissance du patient à la « *règle psychanalytique fondamentale* ». Voici comment doit s'énoncer la règle imposée au médecin : éviter de laisser s'exercer sur sa faculté d'observation quelque influence que ce soit et se fier entièrement à sa « *mémoire inconsciente* » ou, en langage technique simple, écouter sans se préoccuper de savoir si l'on va retenir quelque chose (1970).

L'attention flottante

Freud accorde une importance fondamentale à cette « *attention flottante* » de l'inconscient. Pour lui, il faut se laisser surprendre, garder une attitude détachée qui « *évite toute idée préconçue* ». Pour lui, les meilleurs résultats thérapeutiques s'obtiennent ainsi. Chacun, consultant et analyste, se laisse surprendre (par le discours de l'autre pour l'analyste, par son propre discours pour l'analysant).

Le thérapeute doit taire toute réaction affective vis-à-vis de son consultant. Il doit suivre la règle psychanalytique fondamentale imposée à l'analysant : autrement dit, ne pas censurer toute interprétation qui lui vient à l'esprit.

L'inconscient « *comme le récepteur téléphonique* »

Freud préconise de se servir de son inconscient comme d'un instrument. En résumé, l'inconscient de l'analyste doit se comporter à l'égard de l'inconscient émergeant du malade comme le récepteur téléphonique à l'égard du volet d'appel. De même que le récepteur transforme en ondes sonores les vibrations téléphoniques qui émanent des ondes sonores, de même l'inconscient du médecin parvient à l'aide des dérivés de l'inconscient du malade qui parviennent jusqu'à lui, à reconstituer cet inconscient dont émanent les associations fournies. Toutefois, pour que le médecin soit capable ainsi de se servir de son propre inconscient comme d'un instrument, il lui faut se soumettre dans une large mesure à une certaine condition psychologique. Il ne doit tolérer en lui-même aucune résistance susceptible d'empêcher les perceptions de son inconscient d'arriver jusqu'à son conscient : sinon, il introduirait dans l'analyse une nouvelle sorte de sélection et de déformation, bien plus néfaste que celle provoquée par un effort de son attention consciente. Il ne suffit pas, pour cela, que le médecin soit à peu près normal, il doit s'être soumis à une purification psychanalytique, avoir pris connaissance de ceux de ses propres complexes qui risqueraient de gêner sa compréhension des propos de l'analysé. Il est hors de doute que ces imperfections personnelles suffisent à disqualifier un analyste. « *Chez le médecin, tout refoulement non liquidé constitue ce que Steckel a justement qualifié de punctum cœcum dans ses facultés de perception analytique* » Freud (1970).

Ainsi, Freud emprunte la comparaison à un récepteur téléphonique. L'inconscient de l'analyste, selon lui, remplit sa fonction écoutante en utilisant la distanciation pour approcher l'inconscient du consultant et en privilégiant la verbalisation de ce dernier, à l'exclusion de son langage non verbal. De plus, comme au téléphone, dans la séance de psychanalyse, il n'y a pas de face-à-face et le thérapeute recourt au divan.

Moins l'analyste se donnerait à voir, plus l'analysant se donnerait à entendre et, par voie de conséquence, l'analyste se ferait davantage écoutant du langage verbal de son consultant.

Freud renvoie l'analyste à son expérience d'analysant (Écoutant, écoute-toi, toi-même). L'écoute analytique exige de l'analyste une connaissance de ses complexes et de ses refoulements non liquidés qui peuvent constituer des « *points aveugles* » dans l'exercice de son écoute. Freud insiste sur la nécessaire « *purification analytique* » de l'analyste. Elle conditionne l'écoute et la compréhension de l'analysant comme de son discours.

Une écoute tout à fait neutre n'existe pas comme a pu l'écrire Serge Leclaire : « *Dans cet état d'attention flottante qui lui est recommandé, le psychanalyste doit pouvoir accueillir sans privilège établi ce que le patient, invité à laisser venir sans discrimination, dit au cours de la séance. Telle est la situation dans son paradoxe qui évoque volontiers quelque folle entreprise où le navigateur souffle. C'est là, bien évidemment, une position intenable et Freud la tenait pour telle, lui, le premier. Qui pourrait, en effet, sérieusement, prétendre réussir à faire table rase de tous ses préjugés, renoncer à tous les privilèges intimes qui constituent l'ordre de son monde, sa façon même de voir, de sentir, d'aimer, d'entendre ?* ».

Selon l'auteur, la neutralité ne vise qu'à décrire une position affective. Deux exigences émergent de toute situation analytique : celle de l'ordre et celle de la singularité. Elle empêche l'analyste de fonctionner sous le signe de l'intuition.

Les questions que l'on est en droit de se poser

À quels signes dirons-nous que cette écoute est thérapeutique ? Quels en seront les effets sur l'analysant ?

Le plus court chemin de soi-même à soi-même passe par l'autre et l'écoute de soi par l'écoute de l'autre. Quand bien même, Freud parle de technique pour désigner l'écoute thérapeutique, cette dernière n'en relève pas moins d'un apprentissage aussi long que celui d'un art.

Au final, l'on peut dire que tout le travail de l'analysant consiste, donc, avec l'aide de l'analyste en une écoute de lui-même pour entendre sa propre parole.

Les facteurs filtrants dans la communication

Le récepteur n'est jamais passif, qu'il soit auditeur, lecteur ou spectateur. Il analyse, filtre, décode et interprète. Les informations transmises sont d'autant mieux reçues, écoutées, comprises et mémorisées qu'elles touchent un centre d'intérêt de l'auditeur et qu'elles ne sont pas trop éloignées de sa culture et de ses références courantes. La surcharge cognitive est un autre filtre. Nous ne sommes capables de retenir qu'une somme d'informations limitées à la fois. La distance entre le récepteur, son niveau de culture et le niveau requis pour recevoir l'information est une autre source de filtrage. Les Anglo-Saxons l'appellent un « *écart de connaissances* » ou « *knowledge gap* ».

Un autre type de filtre est parfois de nature plus idéologique que perceptive. Selon le psychosociologue américain Festinger (1919-1989), la dissonance cognitive est cette attitude courante qui consiste à éliminer, à rejeter ou à minimiser les informations qui contredisent trop fortement nos systèmes habituels de croyances.

Ambivalence des énoncés, filtrage du destinataire, stratégies de mise en valeur de soi ou manipulation d'autrui, la communication est un acte forcément complexe car de multiples enjeux s'entrecroisent et s'enchevêtrent. Faut-il en déduire que la communication est une chose impossible ?

Selon les philosophes comme Habermas ou Serres, les penseurs de la communication s'emploient aujourd'hui à montrer combien la communication entre les hommes (rencontre, dialogue, conversation, contact…) renvoie à un enjeu humain fondamental : celui de construire une société, fondée sur l'acceptation de l'autre.

La formation des psychologues, tant théorique que pratique, vise dans ses objectifs à une meilleure intelligence des personnalités, des comportements humains, elle vise également à une meilleure compréhension de ce qui peut se passer dans l'échange entre deux individus, quelle que soit la forme de cet échange. Les psychologues se saisissent de ces enjeux d'humanisation du monde qui ne peuvent se fonder que sur le respect des droits du sujet (enfant, adolescent, adulte). Les psychologues dans les téléphonies n'y échappent pas quand ils ont affaire, en particulier, aux institutions, aux familles, aux individus maltraitants.

L'ÉCOUTE. PRINCIPAL OUTIL DE COMMUNICATION

L'écoute est non seulement le principal outil de la communication mais elle est au cœur de la formation des psychologues et du travail qu'ils (elles) sont conduit(e)s à faire sur eux (elles)-mêmes.

Il existe toutes sortes d'écoute. Certaines sont mortifères, d'autres sont bien vivantes et saines. Dans l'écoute, l'un demande et parle, l'autre se tait et écoute. Si je suis l'écoutant, j'ai à entendre l'autre pour lui et non pour moi ou un tiers. Il parle pour se faire entendre et pouvoir s'entendre lui-même. Tout ce que je sais sert d'abord à ne pas savoir ce qui encombrerait l'écoute et l'échange dans la parole. Comme écoutant, je ne peux être tel que par mon expérience de l'écoute, c'est-à-dire avoir été, moi-même, écouté, entendu.

L'écoute va s'appuyer sur un triptyque, à savoir l'oreille, la voix et le langage et impliquer deux inter-actants, celui qui écoute et celui qui demande.

Le triptyque

L'oreille

Écouter, c'est être là, l'oreille ouverte et laisser dire ce qui se dit (Bellet, p. 19, 1989). L'écoute est l'écoute des mots qui vont de la bouche à l'oreille. L'écoute intéresse tout le corps, tout l'être. On écoute la voix. L'écoute est silence. Ainsi est laissée à la voix, à la parole toute la place. Il y a différents silences. Le silence parle. Il peut dire la neutralité bienveillante, il peut dire l'absence, l'impatience. La bonne distance en son silence est la parole. La parole est seulement offerte. Elle suggère, elle n'est pas savoir, méthode…

La voix

Elle est au cœur du processus d'écoute psychanalytique. Elle est ce canal minimum par lequel passe le maximum de communication. Elle est, exactement, ce par quoi l'analyste et l'analysé communiquent : ils ne se voient pas, ils ne se touchent pas, ils ne se sentent pas. Ils ne font juste que s'écouter (Castarède, p. 2009, 1989).

Le plus important, c'est l'intonation qu'elle peut prendre : de l'enrouement à la brisure, du bégaiement à l'éructation, du susurrement au ton monocorde, de la sidération à l'emphase. Ces intonations nous affectent, nous remuent mais nous font comprendre qu'elles se rapportent en priorité à la relation avec la mère. Nous sommes dans un temps de l'intime, « *l'espace transitionnel* », comme a pu le désigner Winnicott.

Quelque chose de l'ordre du cœur à cœur passe chez quelqu'un qui nous écoute (Entretiens avec Dolto, *Psychanalyse et foi*, 1996).

La voix est l'expression la plus profonde de la personne. La voix, c'est l'être. Elle est comme une empreinte digitale : enjouée, douce, sèche, métallique, furieuse, charmeuse, blanche.

On peut, derrière le non-dit, décoder le dit. Quelqu'un porteur de conflits intérieurs va les trahir dans son discours par les lapsus, les actes manqués. La respiration irrégulière, la fatigue de la voix, une logorrhée verbale ou l'inverse, une dysphonie… tout s'entend.

Les langages

Certains enferment, d'autres ne sont que l'expression de bavardages. Certains n'existent pas : il y a mutisme, il y a vide. Il peut y avoir de la logorrhée (discours qui ne s'arrête pas), de l'éparpillement, un cri, un délire…

Il n'y a alors rien à entendre. Le bavardage, le ressassement, la répétition du même récit, le disque « *rayé* », le jeu, l'angoisse vont être hors d'écoute et taire l'écoute.

Les deux inter-actants

Celui qui écoute

Si je suis écouté, j'ai tout l'espace pour moi. L'écoute permet à qui est écouté de pouvoir s'écouter lui-même. L'écoute est sans jugement de quelqu'ordre que ce soit : moral, médical, culturel, politique, religieux. Elle est sans classement, sans catégories, sans comparaison. L'écoute peut entendre ce qui pour celui qu'elle écoute est inaudible.

L'écoute peut donner à entendre l'inavouable, ce qui est mortifère, la terrible absence…

La vraie écoute conduit à la liberté. D. Vasse dans *L'ombilic et la voix* écrit : « *Écouter quelqu'un, c'est entendre sa voix, la voix de l'autre, c'est écouter dans le silence de soi une parole qui vient d'ailleurs* » (1974, p. 183).

Celui qui demande

L'écoute est l'écoute d'une demande, demande d'être entendu. Dans l'*Interprétation des rêves*, le *Traumdeutung*, Freud pose le principe que c'est le patient qui interprète, c'est lui qui peut savoir, et sans quelque maître de la clef des songes, si l'inouï trouble celui qui écoute. L'écoute est au-delà des procédures, sans vouloir, sans désir, mais a la puissance d'accueillir celui qui demande.

La demande peut varier et la réponse différer selon le contexte. Elle peut se situer dans un entretien de face tout comme elle peut relever d'un véritable entretien clinique, voire thérapeutique (psychanalyse…).

Nous proposons de voir ce qui se passe au niveau de l'écoute.

L'écoute dans l'entretien de face

Kraepelin va nous servir de guide dans l'approche de l'écoute, dans l'entretien en face à face.

L'auteur distingue en premier l'écoute de l'entendement. Il constate qu'il peut y avoir des obstacles de surdité physique mais également psychique qui ne permettent pas de passer de l'écoute à l'entendement. Il souligne les liens qui existent entre l'écoute, la parole et la vision.

L'écoute-en-relation

Nous n'écoutons l'autre qu'à partir de ce que nous sommes. Autrement dit, il ne suffit pas d'avoir des oreilles pour entendre. Nous devons mobiliser toute notre personne pour écouter.

Entre un émetteur et un récepteur, selon la théorie établie par Shannon et Weaver, il y a plus qu'un émetteur et un récepteur captant le message. Il y a une relation humaine qui se crée. Ce qui sous-entend de l'affect, du conscient et de l'inconscient et que l'on traduira par le fait que la communication avec l'autre suppose le dire-en-relation et le risque de n'être pas entendu tout comme le fait d'écouter-en-relation et le risque de ne pas entendre.

L'entendement

Entendre qui vient du latin « *intendere* » signifie littéralement « *tendre vers* » qui relève plus de l'entendement que de l'audition (audire). Écouter sous-entend entendre et la capacité d'entendre. L'attitude d'écoute s'élargit d'autant que le terme « *entendre* » compte toute une gamme d'activités mentales plus riches que celle du verbe « *écouter* ».

Chacun entend ce qu'il veut bien entendre. La faculté d'entendre finalise celle de l'écoute. Comme le résume à sa façon Cornély : « *Écouter et entendre sont les préalables à la compréhension intellectuelle et affective* » (p. 22, 1983).

Nous pouvons écouter sans forcément entendre et entendre sans forcément écouter. Passer de l'écoute à l'entendement, c'est changer de registre.

Pour écouter, il faut un temps propice à l'attention que l'on porte à l'interlocuteur, un intérêt pour sa personne, l'accueil de son discours, la mobilisation de la mémoire pour ne pas laisser échapper les éléments du discours qu'on décide de retenir.

Pour entendre, il faut prêter attention à la pensée, à la tonalité affective contenue dans le discours de l'interlocuteur. Il faut une certaine distance pour reconnaître, analyser le discours de l'autre. Les surdités psychiques comme l'absence d'écoute, le non-entendement ou l'entendement d'une autre façon vont faire dysfonctionner la relation.

Une synergie : parler, voir, écouter

Le phénomène de la vision et de la verbalisation avec sa tonalité singulière conditionne la qualité de l'écoute. Il lui donne sa dynamique. Un schéma simpliste et réducteur peut s'établir ainsi : j'écoute pour que l'autre parle et je parle pour que l'autre écoute.

Le donné à entendre alterne en permanence avec le donné à voir. Ce qui aboutit à une synergie triangulaire entre la parole, la vision et l'écoute.

Les regards suivent les fluctuations de la parole et les manifestations de l'écoute. Ils se croisent au fur et à mesure des échanges ainsi que dans le silence de l'écoute mutuelle alternée. Je parle, je vois, j'écoute pour entendre. Parole, vision, écoute opèrent comme un ensemble complexe d'activités mentales qui dispose tout interlocuteur à entendre l'autre.

Les conditions d'une bonne écoute

Plusieurs conditions physiques et psychologiques doivent être réunies pour que l'écoute soit bonne. Le corps et la voix sont les premiers mis en jeu : chacun doit s'adapter à l'autre. Cela nécessite un effort à faire qui peut être pénible face à celui qui parle ou crie comme un sourd pour se faire entendre. L'humeur et la disponibilité d'esprit vont influer sur la capacité d'écoute. Elles peuvent rendre disponible ou au contraire fermer le dialogue. Les *a priori* et les représentations peuvent aussi constituer des filtres dans la communication. Il faut également veiller à l'élocution, à la diction, au volume, à la hauteur, au timbre de voix, à la modulation de celle-ci, au rythme, au débit, à l'accent. Ce qui ne supprime en rien la vigilance à avoir sur le contenu du discours, le langage abstrait ou non, la surcharge d'information.

On se demandera comment l'interlocuteur interpelle son partenaire, comment il lui reste lié (regard, paroles). Tout discourant se donne à voir pour se faire écouter. Il utilise les pauses, le maintien, les gestes, les mimiques. Pour Freud, les expressions du langage non verbal relèvent des symptômes. Ce qui interroge le rapport possible entre la parole et l'acte symptomatique.

Les différents types d'entretien de face et d'écoute

Les entretiens se retrouvent dans les diverses relations interpersonnelles qui occupent le champ de l'existence quotidienne. La relation qui s'établit entre deux interlocuteurs comporte un objectif et un enjeu par le moyen de la parole et de l'écoute, en un lieu et un temps appropriés.

L'écoute se module en fonction de l'objectif de l'entretien qui peut être soit une action à décider soit un travail sur le vécu relationnel.

L'écoute peut être centrée sur le registre du faire (dans la négociation ou l'enquête), sur le registre de l'aide (directe, non directe, orientée) sur le registre de la thérapeutique (connaissances de soi, évolution personnelle).

Dans ces différents types d'entretien, notre attention se porte diversement sur des faits, des opinions, des sentiments, des intentions d'action, des résonances (conduisant à analyser les mécanismes conscients d'un sujet ou d'une relation interpersonnelle aux résonances). Parfois, les sentiments ne s'exprimeront qu'à travers le langage non verbal (mimique, geste, ton) et mériteront une écoute visuelle. Sachant que « *l'expression des faits et des opinions émane des couches relationnelles et conscientes de la personnalité et que les sentiments émanent, eux, de couches affectives, conscientes ou inconscientes de cette même personnalité* » (Dora, Millet, 1975, p. 102).

L'écoute peut être non-écoute selon les objectifs poursuivis. Nous ne pouvons tout écouter pour tout entendre, n'importe où, n'importe quand, n'importe comment, chacun son écoute (selon son rôle social, sa qualification, sa compétence) sa non-écoute à moins de prendre le parti de fonctionner dans l'ingérence.

Écouter pour entendre relève d'une double attitude : une attitude réceptive et une attitude perceptive. Celles-ci se décomposent à la suite des travaux de Porter et Rogers (voir précédemment) en attitudes de décision, d'évaluation, d'enquête, d'interprétation et de conseil.

L'on peut, à juste titre, se demander comment l'écoute et la non-écoute s'articulent avec ces attitudes. Mais comme l'écrit Cornély « *Les attitudes d'évaluation ou de jugement, de solution ou de conseil, d'enquête ou d'investigation, de soutien ou d'aide, d'interprétation ou de diagnostic ont toutes en commun de considérer l'autre comme un objet* » (1983, p. 42).

Comment garantir l'écoute dans l'entretien, permettre à l'interlocuteur de se faire entendre, de s'entendre lui-même, de nous faire entendre quelque chose de lui ?

Nous recourons aux questions, aux reformulations, aux questions fermées qui commencent par un verbe et où la seule réponse attendue est « *oui* » ou « *non* », aux questions ouvertes où l'on interroge l'interlocuteur par « *Pourquoi ? Comment ? Que pensez-vous de… ?*

Les questions appelées questions-relais sont posées à partir de l'énoncé de l'interlocuteur et donne lieu à des précisions.

Il y a encore ce que l'on qualifie de questions-reflet. Ces questions suscitent l'explication d'un terme ou d'une information donnée par l'interlocuteur. Les questions-contrôle servent à reformuler ou à préciser ce que l'interlocuteur a voulu dire. Enfin, la question-retour consiste à renvoyer la question, elle-même, à l'interlocuteur.

Filtres, déperditions dans l'écoute

Il y a toujours une déperdition dans l'écoute de l'autre. Car il est autre. Si forte que soit notre attention d'écoute, nous ne saurions tout mémoriser. Nous écoutons pour entendre qui nous sommes, avec nos cultures, nos histoires. Nous n'entendons que ce que nous voulons bien entendre. À la sélection consciente s'ajoute le filtrage de nos surdités inconscientes.

Les risques d'entendre

Nous avons peur d'entendre. Prendre le parti d'écouter, c'est prendre le risque d'entendre. L'écoute nous introduit dans l'enjeu de la relation. La peur d'entendre n'est autre que celle d'un changement personnel.

La dynamique de l'écoute

L'écoutant exerce une stratégie d'écoute. Il est l'acteur et le principal déterminant de son écoute. Sur quoi portent ses questions ? Elles portent sur des faits, des opinions, des sentiments. Une présence physique, un regard, des paroles nous mettent en face de notre interlocuteur et nous le donnent à entendre à la mesure d'une certaine écoute de notre part. Les interlocuteurs ne peuvent s'entendre que de manière partielle, parcellaire au cours de l'entretien. L'entretien permet de partager avec autrui une situation vécue, dans l'ici et le maintenant. Mais, chacun est là avec son ailleurs. Dans ce que dit l'autre, il y a toujours un envers inaudible et qui ne transparaît pas avec les mots dans l'entretien. L'indicible et l'inaudible donnent la mesure de l'incommunicabilité entre interlocuteurs. Les interlocuteurs n'écoutent l'autre qu'en fonction de la représentation qu'ils se font de cet autre. Nous écoutons les personnes avant d'écouter leur discours. Le facteur H/F est un facteur qui pèse aussi dans les entretiens (on peut penser aux difficultés d'écoute et d'entente dans les couples).

L'écoute dans l'entretien d'aide

Elle est essentielle dans ce type d'entretien. Elle a une capacité opérationnelle dans l'entretien même. L'écoute sera d'aider l'interlocuteur à s'aider. Elle peut être une aide occasionnelle, elle peut être une réponse à un appel d'urgence, lors d'une détresse, elle peut être une aide thérapeutique. L'écoutant joue le rôle de relais.

« Le modèle rogérien »

Savoir entendre celui qui a besoin d'aide exige une connaissance d'un certain langage, de certains gestes. Écoute qui veut et peut. Un engagement personnel est nécessaire.

L'écoutant doit s'être interrogé sur lui-même et sur sa pratique. En effet, l'écoute de l'autre passe par l'écoute de soi-même. Nahoum pense qu'une vie intérieure permet à l'écoutant de mieux saisir ceux qui s'adressent à lui (1971). Pouvoir être à l'écoute de soi-même nous prédispose à l'écoute de l'autre mais dispose l'autre à l'écoute de soi. Ainsi, Rogers estime que l'écoutant doit se poser les questions suivantes dans la relation d'aide :

– Puis-je arriver à être d'une façon qui puisse être perçue par autrui comme étant digne de sa confiance ?

– Suis-je capable d'éprouver des attitudes positives envers l'autre : chaleur, attention, affection ?

L'écoute en psychanalyse

La règle psychanalytique exige de l'analysant qu'il dise tout ce qui lui vient à l'esprit sans sélectionner. L'écoutant n'a pas à répondre à la demande. C'est l'analysant qui sait ou ne sait pas encore. L'écoute va faire émerger cette connaissance. En psychanalyse, nul ne peut vouloir savoir à la place de l'autre. Certaines attitudes peuvent être recommandées dans un travail psychanalytique comme suit : ne manifester aucun jugement (ni négatif, ni positif), ne pas couper la parole pour nuancer, ne prendre aucune information ou opinion au sens littéral. Écouter, c'est entendre des choses qu'on ne comprend pas. Cela implique d'accepter de ne pas savoir à la place d'un autre. L'écoute permet de repérer certains termes chargés d'émotions. Écouter un autre, c'est un tant soit peu s'écouter soi-même, après avoir repéré comment et à quel point sa propre demande de reconnaissance fait souvent obstacle à l'écoute de l'autre. Écouter, c'est ne pas refuser d'entendre, constater les décalages entre des intentions et des réalisations, repérer les contradictions… Écouter, c'est renoncer au fantasme de maîtrise. Écouter, c'est le risque de recevoir une demande d'amour, ce que Freud nommera transfert (le transfert permet la mise en acte de l'inconscient).

L'écoute dans l'éducation

Cornély écrit : « *L'écoute est l'expression d'une démarche relevant autant des disciplines de l'éducation et de la formation que celles de la psychothérapie* » (p. 69, 1983).

Quant à Gordon, il propose aux parents dans leurs relations aux enfants, comme principale clé de leur écoute, la reformulation-reflet.

L'écoute passive et l'importance du silence dans l'écoute expriment aussi la réceptivité dans la communication.

UN SAVOIR, UN SAVOIR-FAIRE

Comme on a pu le constater, la formation des psychologues est tout orientée vers une meilleure compréhension de l'autre... les savoirs théoriques s'articulent avec les savoirs pratiques qui, eux-mêmes, s'appuient sur les savoir-être (Code de déontologie des psychologues).

Le travail des psychologues à l'écoute n'est autre que la résultante de tous ces savoirs.

Pour bien comprendre les situations des appelants, l'écoutant(e) devra bien connaître ces savoirs et bien sûr tous les savoirs qui incluent ces connaissances (psychologie du développement, psychopathologie...).

L'on peut se demander comment un écoutant qui n'a pas cette formation peut décoder certains appels relevant de connaissances spécifiques.

Les appelants savent bien que des écoutants ont un certain savoir et pas seulement un savoir-faire. Ils ne sont pas simplement des « *opérateurs* », des « *techniciens* » de l'écoute.

Comment parler à un appelant qui est au bord du suicide si l'écoutant n'a pas une certaine information sur ce qu'est le suicide, quelle attitude avoir face à un tel appel ? Comment maîtriser ses émotions ?

Quelles réponses donner à une adolescente qui pense être enceinte ?

Comment percevoir un malaise autre qu'une simple question posée si l'on ne sait pas que derrière une demande se cache souvent une autre demande ?

La formation des psychologues est suffisamment longue et encadrée pour que ceux et celles qui sont engagés dans les téléphonies sachent faire face au travail exigé.

DEUXIÈME PARTIE

Les psychologues dans les services de téléphonie médico-sociale. Un savoir-être

LES DIFFÉRENTS SERVICES DE TÉLÉPHONIE MÉDICO-SOCIALE

G. Orwell dans son roman *1984* prévoyait des moyens de télésurveillance et de contrôle du psychisme humain. Nous n'en sommes pas là, fort heureusement. Il est vrai, néanmoins, que certains services de téléphonie médico-sociale font de la régularisation sociale dans la mesure où des comportements ou des conduites qui sortiraient des normes leur sont signalés et qu'ils sont alors amenés à intervenir.

Nous n'allons évoquer, présentement, que quelques-uns de ces services.

SOS Amitié

Il fut le premier service créé en 1960 à Paris, 7 ans après celui des Samaritains à Londres. Le service approche à présent les 50 ans d'existence. Jusqu'à l'arrivée des numéros ministériels (1990), le service possédait, quasiment, un monopole sur tout le pays. Il a servi de référence pour tous les autres services de téléphonie qui ont suivi et suivent encore.

Depuis sa création et jusqu'aux années 1990, il n'a cessé de recevoir des appels. Ce qui signifiait l'augmentation d'une demande d'aide psychologique. Plusieurs villes ont ouvert leur propre ligne dans ces années-là.

Le service affirme sa volonté d'établir avec les appelants un rapport qui, comme l'exprime J. Haeringer, en 1980, ne soit pas fondé sur le pouvoir, conféré par une compétence ou un mandat social. Son objectif est de transformer les relations au sein de la société. Il s'oppose en quelque sorte aux services qui ont ouvert leurs lignes avec des psychologues, en majorité, et qui s'appuient sur leurs compétences.

SOS Amitié veut rester un service bénévole, animé par des bénévoles. Il garde en quelque sorte le privilège d'un service compassionnel (dans la ligne des services charitables du tout début de la téléphonie).

La création de lignes ministérielles n'a pas facilité le travail d'une telle téléphonie. Mais pour surmonter la crise, les responsables de la ligne ont choisi en 1986 de faire de la publicité avec le slogan « *un mal, des mots* », puis en 1988, ils ont décidé de s'adresser à toutes les détresses et ont amélioré la structure. Ils se sont fait connaître en publiant une revue.

Si des psychologues sont engagés dans la structure, ils le sont en tant que formateurs ou superviseurs des bénévoles engagés à SOS Amitié et ne sont pas considérés comme des bénévoles.

Inter service parents

Créé en 1971, le service s'est donné pour mission d'informer les familles en matière de droit, d'éducation, de loisirs. C'est l'École des parents qui est à l'origine de ce service. Cette même École des parents et des éducateurs a été créée en 1929 comme une association apolitique et aconfessionnelle, avec à la clef de nombreux services comme ceux de prévention, de consultation, d'édition. Pour le service « *Être parent, ça s'apprend* », il y a plusieurs services au sein du service qui sont l'accueil, l'écoute, l'aide aux familles dans toutes les étapes de la vie, du bébé au parent âgé en passant par la guidance au téléphone de l'adolescent, la formation des travailleurs sociaux, le service d'accueil des familles (groupe de parents, consultation…). Les écoutants sont des professionnels, salariés, et leur mission est l'écoute approfondie. Beaucoup de psychologues travaillent dans ce service.

Des dossiers sont remis à jour pour répondre aux questions les plus pointues. Un observatoire des familles a été mis en place, de même qu'une ligne d'écoute « *Fil santé Jeunes* », à la demande du ministère, destinée principalement aux adolescents dès 1995.

Il existe une trentaine d'autres services sur ce modèle en France qui accueillent, orientent, informent, écoutent. Quand le lien social fait défaut, le téléphone peut servir de relais neutre, à la fois anonyme et personnalisé pour répondre à des besoins profonds, authentiques, immédiats.

SOS Familles en péril

Le service s'adresse aux familles en plein chaos, en plein marasme, au bord de la « *crise* ».

La relation téléphonique suppose la compréhension du professionnel vis-à-vis de ces parents violents qui, en appelant, maintiennent la distance. Ceux-ci considèrent en effet l'autre comme intrusif (l'assistante sociale, mandatée pour une visite à domicile et qui entre dans leur sphère privée) et sont incapables d'un éventuel face-à-face pour parler de leur situation. Cette distance acceptable grâce à la téléphonie, en dehors du contrôle du regard, sous-entend que ces mêmes parents violents acceptent ce contenant à leur souffrance qu'est l'échange téléphonique. Il va s'agir d'une ébauche de lien à l'abri d'une rencontre perçue comme destructrice pour l'objet et pour le moi. L'absence de paramètres spatiaux du cadre même amène à privilégier les aspects temporels.

Croix-Rouge écoute

C'est un autre service de la Croix-Rouge française d'aide et de soutien psychologique par téléphone. Il élargit le champ d'intervention de l'organisation en dehors du champ médical ou strictement humanitaire. Ce service est à l'écoute des enfants, des jeunes, des parents, de toute personne en difficulté.

Les écoutants, salariés ou bénévoles, sont entraînés à l'écoute téléphonique. Ainsi, ils peuvent entendre, apaiser la crise, faciliter la reformulation, renouer le dialogue, orienter vers une structure. Ils interviennent en amont sur le symptôme. Le suivi est pratiqué sans rupture d'anonymat. Le service est ouvert toute la semaine.

Sida info service

Le caractère tabou de la maladie, les fantasmes qui circulaient tout autour ont conduit certaines associations de prévention à ouvrir un service gratuit et anonyme. La mission du service est d'accompagner les personnes confrontées ou non à la maladie.

Les écoutants sont recrutés, principalement, dans le champ médical, dans les associations d'aide aux victimes du VIH.

D'autres services touchant aux problèmes sexuels comme « *Écoute gay* » proposent un soutien psychologique pour les personnes qui ont des problèmes sexuels. Il se veut aussi un lieu communautaire.

Viols Femmes info service

Le service est né du collectif féminin contre le viol en 1985 qui est lui-même une émanation du Planning familial. Son objectif est de lutter contre le viol intrafamilial ou extrafamilial et agir contre toute forme de violences et d'agressions sexuelles. Il donne la parole aux victimes afin de briser le silence et participe à la construction d'une société, basée sur l'égalité hommes-femmes. Il est composé de salariés et de bénévoles. Il organise des groupes de paroles et des formations pour sensibiliser les professionnels concernés.

Violences conjugales info service

Le service est né en 1992 et s'est donné comme mission de comprendre les mécanismes de la violence conjugale, de déculpabiliser les femmes victimes de ces violences et de les orienter vers des relais locaux susceptibles de soutenir celles qui le souhaitent dans leurs démarches.

Les écoutants dans ce service sont des salariés et travaillent toute la journée et en soirée. Parmi les salariés, il y a des psychologues de formation, des conseillers conjugaux.

119, service de l'enfance en danger

Le 10 juillet 1989, une loi relative à la prévention des mauvais traitements à l'égard des mineurs et à la protection de l'enfance est présentée devant le Parlement. Adoptée à l'unanimité, cette loi donnera le jour au Service National d'accueil téléphonique pour l'Enfance maltraitée (SNATEM), devenu le Service National d'accueil téléphonique pour l'enfance en danger (SNATED).

Cofinancé par le Secrétariat d'État chargé de la santé et de l'action sociale et les Conseils généraux, c'est un service gratuit, accessible 24 h/24, tous les jours de l'année.

L'affichage du 119 est obligatoire dans les lieux recevant des mineurs.

Service public, la structure juridique du service (groupement d'intérêt public, GIP) a permis de réunir trois partenaires directement impliqués dans la prévention et la protection des mineurs : l'État, les départements et les associations.

Les missions du service se résument à trois :

L'aide, le soutien et le conseil aux enfants, aux parents, aux professionnels et à toute personne confrontée à une situation de maltraitance à enfant.

La transmission aux départements des informations recueillies sur des situations de maltraitance à enfant, avérées ou présumées, afin d'apporter l'aide la plus adaptée à la situation signalée.

Enfin, la dernière mission est une mission épidémiologique qui doit permettre de connaître l'évolution du phénomène de la maltraitance à partir des appels reçus et des retours d'informations transmis par les départements.

Les écoutants sont majoritairement des psychologues, il y a d'autres professions représentées. Ils bénéficient indépendamment de leur formation (cœur du métier de l'écoute en quelque sorte) d'une formation brève et complémentaire à l'écoute et d'un encadrement continu.

SOS-PSY

Il s'agit d'un service de prévention de l'hospitalisation, ouvert le 1.06.1985. C'est un service très spécialisé. Les écoutants sont des psychiatres ou des psychologues et ils sont sollicités dans le cas de troubles du comportement, de mal-être… il s'agit de maintenir une certaine sécurité psychique chez l'appelant. L'anonymat et la neutralité sont privilégiés. Parfois, les écoutants peuvent être amenés à intervenir au domicile de l'appelant si la situation de détresse n'est pas gérable par téléphone.

SOS Suicide Phénix

L'association SOS Suicide Phénix a été fondée à Lyon en 1983. L'objectif est la prévention du suicide. Elle organise des permanences ayant pour but d'engager le dialogue avec tous ceux qui, pour quelque raison que ce soit, ont un jour tenté de se suicider ou pensé à le faire.

Par position philosophique, l'Association ne porte pas de jugement de valeur sur l'acte du suicide. L'accueil est non directif, non confessionnel, gratuit et anonyme. Les écoutants sont des bénévoles qui reçoivent une formation assurée par des psychologues ou des psychiatres.

Écoute point jeunes

Il existe encore d'autres lignes téléphoniques couplées avec des espaces d'accueil qui sont animées principalement par des psychologues « *les points écoute jeunes* », créés suite à la circulaire du 14 juin 1996 du ministère du Travail et des Affaires sociales qui proposait de développer des structures d'accueil et d'écoute ayant pour objectif de répondre au mal-être des adolescents âgés de 10 à 25 ans.

Ces structures ne se substituent pas aux interventions des professionnels en place, mais permettent un travail de réseau ayant pour principes l'accueil et l'écoute suivis d'une orientation.

Les psychologues dans les différents services d'écoute

Si l'on regarde de près la place qu'occupent les psychologues dans les services d'écoute téléphonique, l'on relève que, parmi ces services, psychologues ou non, l'importance est donnée aux appelants et à un aspect qui relève de la tradition judéo-chrétienne de nos pays à savoir l'aide entre pairs. Autrement dit, la gratuité de l'échange est privilégiée. Il semble que SOS Amitié soit l'exemple même de service qui se situe dans cette tradition, en n'acceptant que des bénévoles.

Dans d'autres services, les choses ne se déroulent pas ainsi. La place qu'occupent les psychologues est tout à fait conforme à leur formation. Ils répondent en connaissance de cause : ainsi à SOS psy, un écoutant sans savoir psychologique et psychopathologique aurait bien des difficultés à pouvoir faire face aux appels et à y répondre.

Dans d'autres services encore, la place du psychologue demeure plus ambigüe. À Fil santé Jeunes ou à Inter service parents, la direction admet que les écoutants se nomment psychologues écoutants si telle a été leur formation précédemment.

En revanche, dans le service « *Allô, Enfance en danger* » où plus de la moitié des écoutants sont de formation « *psychologue* », l'appellation d'écoutant psychologue n'est pas acceptée. Autrement dit, c'est toute la qualification du psychologue qui est, ainsi, remise en question dans la mesure où il (ou elle) a été recruté(e) sur sa formation (Diplôme d'études supérieures en psychologie, DESS en psychologie).

L'on verra que dans d'autres pays, les services de téléphonie médico-sociale peuvent être couplés avec d'autres services comme des consultations, des points d'orientation, des lieux d'échanges de seringues… ce qui permet à chaque professionnel de l'écoute d'être reconnu avec ses propres compétences et avec le statut qui lui correspond.

Les représentations de la maltraitance chez les psychologues

Une étude que nous avons pu mener sur les représentations de la maltraitance chez les psychologues dans les différentes téléphonies montre que la majorité d'entre eux (elles) s'accordent à associer au terme de maltraitance l'humiliation, le « *rabaissement* » fait d'un adulte (parent, institution) vis-à-vis d'un enfant ou d'un adolescent. Ils évoquent les différents types de maltraitance physique avec les coups pouvant aller jusqu'à la mort, les violences psychologiques qui sont invisibles mais laissent des traces parfois indélébiles, les négligences (l'enfant ou l'adolescent qui passe son W.E., seul, sur Internet), les violences sexuelles (attouchements, viols, inceste…).

Selon l'étude, les psychologues à l'écoute donnent des origines multiples et variées à la maltraitance. Les premiers maltraitants, selon eux, sont la famille (parents, frères, sœurs…) la famille élargie (grands-parents, oncle, tante, cousins), la famille recomposée (beau-père, belle-mère, demi-frère, demi-sœur). Le milieu socio-économique, le milieu culturel, l'état de santé d'un parent, le stress, le milieu social actuel peuvent, également, contribuer à la maltraitance.

Des pathologies, liées au stress comme la dépression, l'alcoolisation, la toxicomanie, ne font que renforcer ces comportements. Sous l'emprise d'une de ces pathologies, les adultes peuvent exprimer de la violence envers leurs enfants ou de plus jeunes personnes.

Certaines coutumes qui persistent chez des populations immigrées peuvent être porteuses de violences (excision, mariage forcé, viol…).

L'école revient aussi dans les représentations qu'ont les écoutants de la maltraitance. L'enseignant a un pouvoir énorme sur ses élèves. Il suffit qu'il ne supporte pas un enfant pour que celui-ci en soit profondément perturbé. L'emprise des enseignants peut se faire sur le corps de l'enfant. Certains vont jusqu'à commettre des abus.

Parmi d'autres représentations de la maltraitance que donnent les écoutants, ils soulignent que l'isolement, les violences au sein du couple, les exigences trop élevées d'un parent peuvent être une des causes originaires.

Ce qui est plus inquiétant à leurs yeux, c'est qu'il peut y avoir une transmission intergénérationnelle de la maltraitance. L'enfant reproduit ce qu'on lui a fait.

La maltraitance est le fait d'une trajectoire, d'un vécu douloureux de la part du maltraitant qui n'a peut-être pas eu de suivi ni d'écoute. La transmission d'un défaut d'estime de soi, d'un état de dévalorisation ou d'une dépendance peuvent conduire celui qui en hérite à de la maltraitance.

L'ÉCOUTE TÉLÉPHONIQUE, UNE ÉCOUTE SPÉCIFIQUE

Définition

Si on veut définir l'écoute téléphonique, l'on peut dire qu'elle se compose d'une communication verbale sans regard, sans présence corporelle, qu'elle s'effectue uniquement grâce à la voix, aux paroles dites ou non et qu'elle exige une attention renforcée.

Plusieurs éléments vont constituer ses caractéristiques, en particulier l'anonymat et la distance.

L'anonymat est l'un des éléments importants dans l'écoute téléphonique. Il est toujours préservé. La communication téléphonique se joue dans les premières secondes. L'entretien peut être interrompu unilatéralement et brusquement par l'appelant qui conserve l'initiative de la poursuite ou de la cessation du dialogue entamé. La projection de l'appelant sur la personne qui écoute symbolise l'aide, l'espoir. Visage de l'appelant absent, le travail se fait avec une part d'inconnu. Certains appelants ne supportent pas, en effet, le dévoilement dans la rencontre avec le regard de l'autre. L'écoutant ne sait rien de l'appelant : ni son âge, ni sa situation professionnelle, ni son aspect physique. Cette situation n'a pas que des aspects négatifs. Elle permet de poser un regard neuf, elle autorise un certain recul et le soulagement de l'appelant. Le problème exposé peut être abordé autrement, lorsque l'on a des informations, un dossier sur la personne en demande. Cette invisibilité constitue parfois une défense qu'il faut savoir respecter d'autant que l'appel peut être le seul échange possible, autour de la détresse, l'appelant ne fera peut-être jamais d'autre démarche ! L'anonymat apparaît comme moins dangereux que le face-à-face dans l'entretien. La complexité de tous ces éléments n'empêche pas l'appelant de s'identifier au décours d'un échange. La peur, l'anxiété peuvent avoir été apaisées. En tout cas, l'on peut se demander si l'entretien téléphonique ne représente pas une parenthèse, un temps arrêté. La distance corporelle des deux acteurs de l'échange facilite l'utilisation de ce mode d'aide par le choix du moment de l'appel, le gain de temps, la rapidité d'une éventuelle réponse.

Éléments théoriques et entretien téléphonique

Nous pensons avec Mouchenik (1989) que la conceptualisation théorique de l'entretien téléphonique reste incertaine.

Oralité et téléphonie

Pour Anzieu, l'espace sonore est le premier espace psychique dans le développement du nourrisson. Il y a un lien entre l'émission sonore et la demande d'amour du bébé. Un appel téléphonique peut faire penser à la revendication orale du nouveau-né : « *le tout, tout de suite* ». Selon la théorie psychanalytique, les échanges précoces avec la mère permettent la constitution d'un objet interne suffisamment bon et solide. C'est dans ses défaillances durables ou passagères qui s'expriment par de l'angoisse et de la dépression plus ou moins durable que l'espace sonore et psychique de l'entretien téléphonique renvoie à la « *fonction contenante* » de Bion et à la fonction « *alpha* » de la mère qui rend métabolisables les projections de l'enfant.

Espace transitionnel

Selon Winnicott, le téléphone pour un enfant ou un adolescent peut constituer ponctuellement un espace transitionnel. Le bon contenant, « *holding* », de l'écoutant peut assurer un apaisement chez l'appelant.

Une forme de non-communication

Le téléphone ne tient compte ni du temps ni de l'espace ni du corps. Il n'offre aucune limite. Ce qui autorise la transgression. La mise à distance de l'entourage proche et la mise en proximité du lointain permettent l'évitement de la rencontre. Celui qui appelle est une voix, celui qui écoute, une oreille, court-circuitant le regard. Celui qui appelle regarde au-dedans (fantasmes, imagination). Parler au téléphone, c'est éviter de s'engager dans la parole. Le téléphone est un instrument de la non-communication. Il ne permet aucune ouverture sur le réel. Aucune communication ne s'instaure sans le heurt d'une incompréhension qui fait limite. L'autre n'est jamais réductible à ce que j'imagine de lui.

L'exaspération de l'imaginaire

Quant à l'urgence au téléphone, elle est un court-circuit du temps, en quelque sorte, ruse de l'inconscient pour lequel le temps et l'espace n'existent pas, exaspération de l'imaginaire. L'urgence a quelque chose à voir avec le sentiment de puissance et joue toujours avec l'angoisse de l'autre.

La première étape vers

Le téléphone ne permet pas de prise en charge thérapeutique comme on le verra ultérieurement. Il permet à l'appelant, néanmoins, de construire sa propre démarche. Une écoute téléphonique peut faciliter une première étape dans la reconstruction de parents maltraitants. Le vécu chaotique de leur propre corps, leur tentative d'abolir toute manifestation pulsionnelle exigent de leur part l'évitement du corps-à-corps de l'entretien de face car celui-ci risquerait de les faire disparaître. Le sentiment de honte les pousse, également, en ce sens. L'appel est reçu par l'enveloppe sonore de l'écoutant. Elle va contenir les blessures narcissiques (modulations, mélodie, timbre de la voix, rugosités) qui expriment la souffrance. La continuité des liens ne tient qu'à un fil. Orphée n'est libéré de l'enfer que grâce à la voix d'Eurydice. Green, psychanalyste, a pu écrire qu'« *écouter, c'était aller à l'invisible, c'était entendre l'inouï* ».

Pour ces parents violents, face au vide objectal, l'éventualité d'un objet présent, disponible à travers un numéro de téléphone apaise les angoisses de fragmentations et de débordements pulsionnels auxquels ils se sentent soumis. Pendant un temps, l'écoutant peut fonctionner comme « *l'objet externe* ». Il sera soumis au va-et-vient de la manipulation de l'objet (possession, éjection).

Dans ce jeu de la bobine, l'écoutant peut être mis à rude épreuve. Ce qui est sûr, c'est que l'aspect préventif de l'aide psychologique au téléphone est largement reconnu dans les situations de détresse existentielle. En ce qui concerne les aspects cliniques, théoriques et conceptuels, ils restent encore limités et laissent le champ ouvert.

Comment se déroule l'entretien au téléphone ?

L'on pourrait dire qu'il suit la ligne habituelle d'un entretien de face. Le début de la communication commence par les présentations, puis il peut y avoir de la gêne, du silence. L'écoutant va devoir montrer une certaine empathie, une envie d'aider l'autre. Les signes d'encouragement « *oui, en effet…* » sont importants pour amorcer le dialogue au téléphone. Les écoutants savent bien qu'il ne faut pas utiliser la négation au tout début de l'appel, qu'il vaut mieux éviter le « *mais…* » qui peut tout remettre en cause. Mieux vaut se servir de la reformulation « *Qu'en pensez-vous ?* » qui facilite parfois le dialogue et éloigne l'agressivité, très souvent présente dans les appels.

Même au téléphone, l'installation de l'écoutant est importante pour bien permettre de réaliser l'objectif d'aide. Le physique implique une certaine qualité de dialogue. Pouvoir prendre des notes dans de bonnes conditions est aussi important. La prise de notes ne se voit pas. Mais elle facilite la mémorisation d'éléments indiqués par l'appelant, le décodage, du problème posé ou de la situation présentée par l'appelant, la liaison avec les autres services si nécessaire.

Selon les sondages, les femmes semblent plus à l'aise que les hommes dans la communication en général et dans l'entretien téléphonique en particulier.

Les limites de l'entretien téléphonique

L'homme ne communique pas seulement par la parole mais également par des gestes, des attitudes, des mimiques. Ce qui permet d'ajuster le niveau de communication verbale dans l'entretien en face à face. Hausser les épaules, hocher la tête, lever les bras au ciel font partie de cette gestuelle conventionnelle qui porte en elle-même une signification. Tout cela n'existe pas au téléphone. On ne retrouve pas la synergie triangulaire de l'entretien en face à face que nous avons précédemment décrite : la voix, la parole et la vue. Le regard, les gestes sont absents. La communication ne s'effectue plus qu'à travers la voix et les mots. L'on va mesurer l'importance de cette voix (tonalité, inflexions, rythme) et du poids des mots (respiration, scansions).

L'absence du regard

Le regard est l'un des moyens les plus importants pour appuyer son message. Le regard peut à lui seul exprimer des sentiments aussi divers que la joie, la tristesse, le découragement, la colère, l'énergie… il joue un rôle capital dans la première prise de contact dans l'entretien de face à face. Le poids du regard dans la communication revêt aussi une part de culturel. Dans certaines sociétés, la signification du regard peut varier. En Europe, en Amérique du Nord, il est d'usage de poser son regard sur l'interlocuteur, lors d'un face-à-face. Au Japon, cela peut être interprété comme une impolitesse. Dans le monde arabe, un regard trop discret ou fuyant peut être compris comme une fourberie.

L'absence de regard de l'autre est parfois un avantage. L'interlocuteur se sent plus libre. Des recherches ont montré que, plus on est perturbé psychologiquement, moins on supporte le regard de l'autre. Le philosophe Merleau-Ponty évoquait des personnes qui, par le regard de l'autre, pouvaient se sentir « *dépouillées de leur existence* » ou « *transformées en objets* ». Certaines personnes se croient épiées, persécutées par ce regard. Certaines cultures peuvent parler de « *mauvais œil* » : il provoquerait des catastrophes chez ceux qui en sont victimes. L'absence de regard se retrouve aussi chez l'analyste.

L'absence du corps

Si le corps est absent, on ne peut pas dire qu'il y ait complètement absence de gestes. Certains font des mouvements, crayonnent sur des bouts de papier tout en parlant. Le fait de faire des gestes sert surtout à appuyer son propre débit verbal ainsi qu'à aider l'autre à comprendre le message. La relation téléphonique génère une certaine tension psychologique chez les écoutants qui, dans le souci d'aider au mieux les appelants, cherchent à percevoir tout ce qu'ils peuvent.

La voix

Elle est l'élément positif dans la communication téléphonique. Par elle va se créer l'empathie entre l'appelant et l'écoutant. La voix permet de faire passer un sourire. Le sourire s'entend au téléphone car le son de la voix devient différent, plus doux à ce moment-là. Le ton et le timbre sont des indices que savent interpréter les écoutants quant à l'activité émotionnelle de l'appelant. L'élévation du ton de la voix exprime l'émotion.

Un bon entretien téléphonique passe par une bonne maîtrise de la respiration. On est souvent tenté au téléphone de débiter des phrases longues en oubliant de respirer, en appelant la gorge serrée, nouée. Il faut donc que le calme revienne (épaules descendues, ventre décontracté) pour que le message soit bien saisi par l'écoutant. Un rythme opérationnel sera un rythme avec des ponctuations. L'on peut dire que ce qui s'énonce clairement se comprend mieux tout comme ce qui se dit calmement s'entend mieux.

Le langage

Le poids des mots est important dans une relation téléphonique. Les malentendus ne peuvent être rectifiés par la communication non verbale. Les mots utilisés par l'appelant sont mémorisés plus longuement. Ils reviennent à l'esprit de l'écoutant. Celui-ci doit parler plus lentement qu'en entretien de face à face, ne pas utiliser un langage trop technique ou jargonnant. Les mots qu'il choisit doivent être simples pour être compris dans le sens souhaité. La reformulation aide à s'assurer que le mot a bien été compris. Les mots sont créateurs de sensations qui permettent de revivre des situations passées. Il se produit une catharsis, obtenue grâce aux mots évocateurs, aux mots réflexes qui favorisent et restituent des souvenirs passés, clefs parfois indispensables pour dénouer les difficultés actuelles.

Conditions d'une bonne écoute

Il est plus facile, en général, de parler que d'écouter. Écouter l'autre, c'est le respecter, lui témoigner l'intérêt que l'on porte à son discours, lui exprimer une certaine empathie.

L'écoute n'est pas chose la mieux partagée au sein de la communication. L'autre est souvent distrait, rêveur, dans ses pensées… l'environnement physique avec ses bruits, sa chaleur… vient souvent parasiter l'échange. Pour bien écouter, il faut sélectionner en éliminant les bruits, en montrant l'intérêt que l'on porte à l'appelant, en taisant tous les préjugés que l'on peut avoir, en renonçant aux opinions toutes faites qui peuvent être nôtres, en se centrant sur l'appelant, en supprimant toute réplique incontrôlée.

La critique peut être constructive mais elle peut devenir négative quand l'interlocuteur montre son désir de toute-puissance. Certains mots phagocytent l'attention de l'interlocuteur. La prise de notes si elle est trop abondante peut devenir une entrave. Les silences sont toujours des moments angoissants de même que les appels muets qui peuvent signifier une plaisanterie tout comme un mal-être. L'appel téléphonique préserve une certaine intimité. L'anonymat favoriserait une certaine libération psychologique.

La crise au téléphone

La « *crise* » au téléphone a lieu lorsque l'appelant est suicidaire, lorsqu'il a décidé de fuguer, mais que néanmoins il appelle.

L'espace téléphonique est en effet propice aux confidences, à l'intimité avec une voix qui répond, une oreille qui écoute.

Selon les spécialistes, la voix peut être décomposée selon quatre éléments qui sont l'articulation des mots, la tonalité (hauteur de la voix), le débit (vitesse et pauses), la modulation (rythme, ton). Quand l'appelant est en crise, c'est à partir de ces quatre éléments que l'écoutant va évaluer le contenu de l'appel. L'appelant offre au premier décodage de l'écoutant sa propre voix avec des mots susurrés, avec des silences. Le ton peut varier. Les mots utilisés situent l'appelant dans le champ d'une souffrance « *j'ai pris des médicaments ou encore je vais me suicider* ». L'appel exprime toujours une faille, un manque. L'écoutant va décoder l'appel, mesurer la souffrance qu'il peut exprimer et, selon les objectifs du service téléphonique concerné, prendre la décision d'une intervention. Toutes les composantes de la souffrance peuvent apparaître au téléphone : la solitude, la dépression, l'alcoolisation, la maladie, les ruptures comme toutes les violences : abus sexuel, coups. Tous les âges sont représentés de l'enfance à la vieillesse en passant par l'adolescence, les jeunes parents, les couples en crise.

UN SAVOIR-ÊTRE

Les psychologues dans les services de téléphonie médico-sociale font preuve de patience, de disponibilité, d'adaptation, d'endurance, d'accueil, d'écoute au sens clinique du terme. Ce qui peut permettre à l'appelant de résoudre lui-même son problème ou la question qu'il est venu poser en appelant.

Ils sont sans a priori, sans préjugés d'aucune sorte. L'appelant insulte, la patience les conduira à penser que peut-être, celui qui appelle vit dans un contexte de harcèlement, d'insultes… l'appelant se montre exigeant à leur égard, ils répondront de manière égale. Ils ne diront rien et écouteront d'autant l'appelant. Ils ont affaire à un masturbateur, ils le renverront à lui-même… à des appels pervers, *idem*[2]. Mais les écoutants doivent aussi assumer leurs limites et accepter de ne pas être « *l'écoutant idéal* ». Ils doivent éviter de se complaire dans une jouissance de la souffrance de l'autre.

Toutes ces attitudes de « *bon contenant* », d'interlocuteurs ayant un certain savoir, faciliteront le travail mis en chantier dans les appels.

Les psychologues ont une certaine conscience de leurs savoirs, de leurs savoir-faire : cela se répercute sur leur savoir-être.

[2] Les pervers sont en général intelligents, manipulateurs et usent de leur séduction. On les repère ainsi. Dans leur plaisir de détruire l'autre, ils prennent un certain plaisir à déstabiliser l'écoutant. Celui-ci est renvoyé à un questionnement sur les normalités sexuelles, sur la perversité et les perversions. L'écoutant doit pouvoir verbaliser ce qu'il aura entendu pour pouvoir se dégager de l'emprise malsaine générée par le pervers.

TROISIÈME PARTIE

Les pratiques professionnelles dans les services de téléphonie médico-sociale

L'ENTRETIEN TÉLÉPHONIQUE

ÉCOUTANTS-APPELANTS

L'écoute téléphonique ne nécessite pas de rendez-vous, pas de déplacement. La rencontre est immédiate, délocalisée (l'appelant appelle de n'importe où, chez lui ou ailleurs) ; l'anonymat est préservé. Les services qui offrent ce genre de prestations souffrent de leur excès d'accessibilité. On constate un décalage entre les objectifs initiaux et l'utilisation qui en est faite comme les appels qui n'ont rien à voir avec les missions de service. L'écoute est, par ailleurs, quelque chose de fragile car l'appelant peut raccrocher à tout moment.

Chaque service, comme on l'a vu ci-dessus, a sa spécificité. L'un propose ses services au nom de l'amitié, un autre donne ses conseils, un autre transmet les situations à risque… l'offre de service dessine un cadre à l'échange qui ne définit par le travail de l'écoutant de la même manière. Si l'incertitude de l'authenticité d'un appel existe toujours, elle ne compte pas de la même manière selon les enjeux de l'échange s'il s'agit d'une information, d'un conseil ou d'une transmission. La responsabilité qui pèse sur l'écoutant le contraint à tenir une place particulière dans cet échange.

Le cadre technique de l'écoute

Dans le cadre de la relation de service, les interlocuteurs se doivent de respecter un minimum de convenances. Autrement dit, ils se nomment en nommant le service. Le rituel de l'ouverture effectué, l'appelant annonce le motif de son appel. Si les interlocuteurs ne se plient pas à ces règles, des effets peuvent se produire sur la suite des échanges. Au SNATED, les écoutants n'ont pas pour habitude de se nommer mais ils annoncent le nom du service.

L'espace relationnel téléphonique est un espace constamment menacé par de nombreux facteurs internes ou externes. Des relations téléphoniques peuvent interférer sur l'écoute d'un appelant quand elles ont lieu en même temps. Pour d'autres, ces interférences peuvent être un gage de sécurisation pour les appelants.

L'écoute

L'écoutant doit s'adapter à toutes sortes d'appels, se réajuster, négocier ses positions, montrer beaucoup de patience (une histoire peut en cacher une autre), une certaine indulgence face à des dérapages des interlocuteurs. L'écoute exige un savoir psychologique, des compétences langagières et interactionnelles.

L'écoutant peut se prêter à ce que l'appelant parle de sa violence. Cela ouvre une brèche dans une société où les questions qui lui sont liées sont réglées sur un mode répressif. Là, l'appelant peut dire sa souffrance après ce qu'il a pu commettre.

Les services d'écoute téléphonique recueillent aussi les problématiques familiales qui se font jour à travers différents modes d'interpellation.

L'énoncé

Il peut d'abord être bref, l'écoutant peut inviter l'appelant à préciser. L'enfant peut lui dire : « *ma mère est morte et mon père me bat* » ou « *c'est à propos d'un enfant battu* ». L'enfant montre ce que peut représenter la maltraitance à ses yeux. Les écoutants apprennent à écouter ce genre d'appels et à répondre. Ouvrir le dialogue avec l'enfant permet à celui-ci de ne pas s'enfermer dans son énoncé, mais au contraire de parler, de dire autre chose, de se raconter. Si l'enfant raconte des blagues, cela aide à passer à autre chose sinon on le maintient dans son « *bobard* » et il n'y a pas de dialogue possible. Ce peut être aussi l'appel d'adolescents qui ne savent comment exprimer le malaise qui est le leur, d'adultes qui s'inquiètent de telle ou telle situation qui leur est proche ou de professionnels qui ont besoin d'un avis avant de prendre une décision. Parfois, ce peut être une vengeance gratuite vis-à-vis d'un tiers.

La question

Les appelants attendent une réponse de la personne, « *supposée savoir* », à laquelle ils s'adressent. Les questions en cours d'échange précisent l'information, éliminent un doute en début d'échange comme « *Qu'est-ce qu'il faut faire* ? » ou « *Qu'est-ce qu'il faut penser de telle ou telle situation* ? ».

La proposition

L'appelant veut raconter un problème. Il requiert l'attention de l'écoutant mais il ne dit rien sur son problème. Parfois, l'objet de l'appel n'est pas annoncé mais l'appelant raconte ce qui lui arrive. L'enfant, qui peut être à l'origine de l'appel, est inquiet. L'écoutant ne doit pas toujours prendre à la lettre ce qui lui est transmis.

Quand les ouvertures témoignent de ce qu'attendent les appelants, elles montrent comment ces derniers se situent et situent les écoutants. Elles ne sont que des ouvertures. L'échange commence alors quand chacun s'est ajusté, a négocié avec l'écoutant de ce qu'il peut faire.

L'appelant qui parle est le sujet concerné.

L'appelant est le sujet du contenu de l'énoncé. L'intervention de l'écoutant peut se faire aussi bien sur l'énoncé lui-même de l'appelant qu'auprès de l'appelant. Ainsi, l'appelant fera écho à l'écoutant et l'écoutant aura un retour immédiat qui lui permettra de mesurer la portée de son intervention.

L'émetteur ____________________ Le destinataire

L'appelant, sujet de l'énoncé ____________________ L'écoutant

---

L'appelant qui parle n'est pas le sujet concerné

L'émetteur ____________________ Le destinataire

L'appelant n'est pas le sujet de l'énoncé ____________________ L'écoutant

Production de l'énoncé ____________________ relation imaginaire

---

L'appelant est donc le rapporteur d'une situation à propos d'un sujet qui n'a d'existence qu'au titre de la production de l'énoncé.

Exemple :

L'appelant est le grand-parent ____________________ l'écoutant
Il est le sujet de l'énonciation __________ Le porte-parole __________

Le sujet de l'énoncé ____________________ est l'enfant maltraité

L'enfant maltraité apparaît comme une production de l'énoncé de l'appelant. Ainsi, deux pôles se dessinent : l'un, émetteur du message, l'autre, contenu du message.

La relation de l'écoutant pourra s'orienter vers l'un ou l'autre de ces deux pôles, à la différence de l'autre qui est peut-être une pure production imaginaire.

Les problèmes apparaissent complexes. L'écoutant ne peut devenir l'otage du désir des grands-parents. Il risque de satisfaire un désir d'usurpation de place ou réaliser à son insu le désir inconscient des grands-parents.

Assurer le devenir de leur petit-fils sur un simple appel téléphonique est une position tout à fait insoutenable.

Les enjeux à comprendre se situent autour de la question de l'autorité. Il peut s'agir, par exemple, de grands-parents qui sont en conflit avec leur belle-fille et qui veulent régler par personne interposée leur conflit ou encore, il peut s'agir de grands-parents qui refusent le statut d'adultes à leurs enfants.

Restituer aux grands-parents la question qu'ils se posent est indispensable. De même, en ce qui concerne les problématiques de parents divorcés qui espèrent une intervention du service auprès de la justice.

L'écoutant doit avoir une solide connaissance des logiques familiales qui peuvent mettre en péril l'ordre d'une filiation.

QUELQUES PRINCIPES PROPRES AUX SERVICES DE TÉLÉPHONIE SOCIALE

La gratuité

Afin de permettre l'accès aisé aux enfants et adolescents, certains services comme le 119, Fil santé Jeunes, offrent la gratuité de l'appel téléphonique.

L'anonymat

Les appelants à cause de l'anonymat parlent plus facilement. C'est particulièrement vrai pour les enfants et les adolescents. Les adultes qui appellent se nomment par un lien de parenté, un statut… et grâce à l'anonymat, parviennent à formuler une demande. L'écoutant, de son côté, ne recherche pas l'identité de l'appelant mais l'accueille par son écoute. Si l'appelant se sent en confiance, il peut s'engager davantage dans le cadre de rappels. Il peut même finir par décliner son identité si c'est nécessaire.

La levée de l'anonymat et, par voie de conséquence, du secret professionnel.

Celui-ci ne peut être levé qu'au cas où la personne aurait connaissance de la situation d'un enfant en danger (article 226-13, suivi par la loi du 2.01.2004 venant modifier l'article 226-14 du Code pénal qui énonce les dérogations au secret professionnel notamment au secret médical).

D'une manière générale, la loi impose à chacun de ne pas se taire et d'agir lorsqu'il a connaissance de la situation d'un enfant en danger (Articles 434-1 du Code pénal, article 434-3 du Code pénal, articles 223-6 alinéa 1 et 223-6 alinéa 2 du Code pénal (omission d'empêcher une infraction /omission de porter secours).

Il n'existe pas de suivi de l'appelant.

Plusieurs ré-appels n'occasionnent, en général, pas de suivi ; seuls les appels d'adolescents pourront s'inscrire dans un temps d'écoute par rapport à un projet défini.

Quand un adulte appelle le service plusieurs fois dans une même journée, dans un même mois, voire pendant une année et plus, l'on peut dire que sa résistance constitue un « *réel* » symptôme qui relève d'une pathologie dissociative ou le plus souvent d'une perversité…

L'écoute n'est pas une écoute thérapeutique.

Il n'y a pas d'écoute thérapeutique dans la plupart des services de téléphonie médico-sociale, au sens *stricto sensu* du terme thérapeutique. L'écoutant et l'appelant ne se voient pas, la relation s'établit sur de la fiction. Comme l'écrit le Dr Lauru : « *L'écoute dans la relation d'aide au téléphone est une écoute ponctuelle de l'immédiateté, qui se fait sans la présence réelle de l'autre, ce qui modifie considérablement toutes les données. Pas d'avant, pas d'après, ni suite ni suivi, il ne devient plus possible d'interpréter ou d'utiliser quelques éléments de l'histoire qui ont pu être livrés dans une autre séance, dans un ailleurs que le moment présent…*

Il n'est pas possible de pratiquer une psychothérapie au téléphone. L'expérience montre la nature intime de la relation qui s'instaure très vite au téléphone. Cependant, cela n'autorise pas pour autant un quelconque maniement du transfert, quand celui-ci est repérable au téléphone. En clair, avec les adolescents ou les adultes, pas de psychothérapie au téléphone, comme certaines officines à but lucratif voudraient le faire croire… » (EPE, hors-série, mars 2003, p. 24).

L'écoute peut être considérée comme une écoute clinique.

En revanche, poursuit l'auteur : « *l'écoute qui invite à la reconnaissance et à la confiance revêt des qualités qui donnent à l'échange les caractéristiques d'un transfert. Sur la base d'un tel constat, il est alors pertinent de parler de téléphonie clinique*[3]. Le terme est avancé comme conséquence du type de travail réalisé par les professionnels formés à l'écoute des adolescents. Ce type d'écoute clinique « *peut être étendu à d'autres publics à condition que les professionnels formés puissent bénéficier d'une écoute tierce pour interroger de façon régulière leur façon d'écouter et d'entendre au téléphone...* ».

Les psychologues sont formés à la clinique pendant leur cursus universitaire. Ils répondent bien aux critères relevés par Lauru et, en particulier, vis-à-vis du public des adolescents. Le recours à leurs compétences une fois encore n'est pas négligeable.

L'écoute exige une bonne connaissance des âges de la vie.

Une bonne connaissance des âges de la vie, du développement de l'individu (du bébé à la personne âgée en passant par la période de l'adolescence, de l'âge adulte) une bonne formation sur les problématiques dans le couple, sur les logiques familiales sont nécessaires à la formation de l'écoutant. De même qu'un réel savoir sur les pathologies... tout cela fait partie de l'enseignement que reçoit tout futur psychologue.

Les écoutants des téléphonies, une majorité de psychologues

Les professionnels qui travaillent dans les téléphonies sociales présentent des cursus de formation, divers et variés. Nous notons, néanmoins, une forte proportion de psychologues cliniciens, environ la moitié des effectifs et quel que soit le dispositif téléphonique d'aide.

Dans leur grande majorité, les écoutants travaillent dans d'autres lieux que les services de téléphonie sociale ; ils exercent tout simplement leur métier de base ; s'ils sont

[3] Le terme clinique est issu du latin *clinicus*, « médecine exercée au lit du malade... ». Le mot latin est calqué sur le mot grec *klinicos* « qui concerne le lit... » induit l'acte de se pencher...

psychologues, ils peuvent exercer en CMP[4], à l'hôpital, à l'école… Le travail dans les téléphonies est quasiment toujours un travail à mi-temps ou à temps partiel. Ce contrat de travail pousse les écoutants à travailler ailleurs que dans un service d'écoute téléphonique et « *c'est sûrement voulu* ». Les écoutants s'intègrent différemment sur le terrain et au téléphone et l'écoute ne peut que s'enrichir d'une expérience pratique. Une grande majorité des effectifs est principalement féminin comme l'est la profession de psychologue.

QUELQUES ATTITUDES D'ÉCOUTE

L'environnement de l'écoute est important. En effet, si cet environnement physique est bruyant, froid, trop chaud…, l'écoutant peut avoir des difficultés à bien entendre l'appelant. De même, si l'appelant téléphone d'une cabine où la musique fonctionne « *à plein tube* ».

Lors de l'écoute, une attention concentrée est indispensable car en écoutant l'appelant qui passe d'une idée à l'autre, on peut se laisser aller, rêver d'autre chose, penser à autre chose et ne plus être à même d'aider celui qui a fait appel au service. L'attention flottante utilisée en psychanalyse ne peut l'être telle quelle dans le travail d'écoute. Il n'y a pas de suivi et la situation peut nécessiter une intervention immédiate.

Pendant l'écoute, l'on peut être amené à ne plus entendre ; autrement dit, à se déconnecter complètement.

Il y a un réel effort dans l'écoute consacrée aux autres. Si l'écoute n'a pas de visée ou si l'appel est inintéressant, l'écoutant peut décrocher ou montrer un manque de volonté pour continuer l'échange.

Une autre situation qui peut perturber un appel, c'est la résonance émotionnelle. Un appel peut évoquer un souvenir difficile et l'écoutant aura alors beaucoup de difficultés à maintenir son attention vers l'appelant.

Les préjugés perturbent également une bonne écoute. On n'écoute plus celui qui parle et la cause est jugée d'avance. La

[4] CMP : centre médico-psychologique.

formation des préjugés correspond à une tendance fondamentale de l'homme d'avoir son avis sur les choses. La tentation est grande d'adopter des opinions toutes faites. Or, dans une communication véritable, l'enjeu ne doit pas avoir été tranché d'avance. L'écoutant doit pouvoir se faire une idée de celui qui appelle à partir de ses arguments.

L'égocentrisme qui est l'attitude de l'individu, centré sur lui-même, fait obstacle dans la relation d'empathie qui suppose que l'écoutant essaie de se mettre à la place de l'appelant pour comprendre la situation exposée.

D'autres comportements sont à éviter comme la réplique incontrôlée. Elle arrive quand l'écoutant ne laisse pas l'appelant s'expliquer, qu'il réagit aux premiers mots de son interlocuteur. La critique qui se présente comme systématique, les réponses-réflexes peuvent également faire obstacle à une bonne écoute.

Dans l'écoute, les silences ont une place importante. Parfois, l'appel est muet. Que veut dire celui fait le numéro mais ne parle pas ? N'a-t-il qu'une place de muet dans sa vie ? Est-ce de la provocation ? Mais le silence peut aussi être porteur d'une angoisse et l'écoutant doit être à même de réassurer l'appelant et ne pas jouer avec ce silence. Ce qui serait l'inverse d'une solution recherchée.

LES APPELANTS DES TÉLÉPHONIES

Les profils d'appelants sont multiples et variés. Il peut s'agir d'enfants tout autant que d'adolescents ou encore d'adultes. Les enfants sont de tous les âges, de tous les milieux tout comme les adolescents ou adolescentes. Les adultes représentent tout autant des parents, des membres d'une famille, des amis, des voisins que des professionnels. (Juristes, médecins, assistantes sociales, psychologues, enseignants…). Selon les services, ils peuvent être un tant soit peu différents. Ainsi, certains services ont été mis en place d'abord pour les enfants. C'est le cas du SNATED. Cela ne veut pas dire que seuls les enfants appellent. Des adultes comme des professionnels ou encore des parents peuvent être conduits à téléphoner à ce service pour signaler la situation d'un enfant qu'ils supposent en danger ou qui est en danger. Le service Fil santé Jeunes s'adresse principalement aux adolescent(e)s. Là encore, des adultes peuvent être amenés à téléphoner pour avoir un avis sur des problèmes que rencontrent des adolescents (il peut s'agir des parents ou d'un professionnel). Des services plus orientés médicalement pourront être sollicités par des malades ou des proches du malade…

Nous allons évoquer les profils de ces appelants et donner quelques-unes de leurs caractéristiques.

Les enfants (à partir de notre expérience au SNATED)

Les enfants, en général, bâclent les présentations. Ils entament directement l'échange en exposant leur problème ou en ayant recours à des présentations familières du style « *Salut, c'est moi !* ». Cela ne décrédibilise en rien l'appel. En effet, si l'enfant s'applique à l'expression formalisée de son problème, l'appel ne dure pas. Quand l'enfant donne son nom et le nom de son domicile, il s'agit le plus souvent d'une blague. Cela invite l'écoutant à la prudence dans la suite de l'échange téléphonique. D'autres enfants vérifient qu'ils ont bien le service qu'ils ont demandé ou d'autres plus méfiants demandent : « *Je suis où, là ?* ». Ils raccrochent et se servent ainsi du téléphone comme d'un terrain de jeu.

Leur langage

Les enfants ne maîtrisent pas toujours la langue. Ils ont des difficultés à exprimer ce qui leur arrive. Les récits sont souvent peu construits. Ils n'ont parfois pas vraiment de langage. Les appels sont silencieux ou se réduisent à la fonction phatique du langage. Le contact est établi mais rien ne s'entend, ne se dit. Cela rappelle l'enfance où seule la présence importe.

Dans l'échange au téléphone où rien ne se voit, il peut au contraire y avoir une ouverture à la parole. Tout peut être dit. Un adolescent peut dire des choses en ironisant. Tout dépend de comment l'appel est reçu. Empruntant différents rôles, l'adolescent peut se décharger, déposer des insultes, des injures, des obscénités. La dérision est une procédure souvent pénible pour l'écoutant. L'adolescent doit dire en mots ce qu'il ressent. Ce qui n'est pas facile. De même, il doit transformer l'excès de représentations dont il est saisi en un ensemble de mots. Il vient souvent en groupe au téléphone. Quand l'adolescent dit : « *ils me prennent la tête* » en parlant de sa mère, de son père ou de son professeur, il faut savoir que ne vous prennent la tête que ceux de qui l'on est en attente (d'après Jeammet, 2003).

Les représentations qu'ils se font du téléphone

En 1998, Jeammet écrit que « *le jeune nourrit le sentiment qu'il est dans un autre monde, qu'il ne peut plus être compris et que ce qui lui apparaît comme essentiel ne peut être communiqué* ». Il aspire à entrer et à se retirer dans sa coquille. Mais il peut tout à la fois chercher à se montrer jusqu'à s'exhiber comme le dit Alsteens (1991).

La représentation du téléphone souligne le fantasme qui habite tout adolescent « *enfin, on le comprend !* ».

L'absence d'une présence corporelle, d'un regard, la préservation de l'anonymat rappellent le jeu de masques qui permet d'endosser plusieurs identités successivement (Cadéac, 2002). Le masque sert à « *porter la voix* » comme la persona dans le théâtre antique. Il est un moyen utilisé pour transgresser les limites. L'exemple du carnaval en est une bonne illustration. Pour l'adolescent, c'est une bonne opportunité pour voir quelles sont ses limites.

Les adultes

L'objet de leur appel fait office de présentation, bien souvent. Ils restent anonymes pour beaucoup, voire réclament l'anonymat d'emblée. D'autres (voisins, famille) annoncent qu'ils ont un lien avec la situation dont ils vont parler. Cela semble même justifier leur appel.

Certains appelants qui ont exigé l'anonymat en début d'appel peuvent au cours de l'échange avec l'écoutant décliner leur identité quand ils ont pris confiance et si l'écoutant le leur demande en raison du contenu de leur appel. Le travail de l'écoutant est un long travail. Les informations données par l'appelant ne suffisent pas toujours. Témoins d'une scène, les appelants sont choqués mais incapables de fournir des renseignements nécessaires pour faire un signalement ou ils ont connaissance de la situation où les travailleurs sociaux interviennent déjà et, en appelant, ils se plaignent que rien n'est fait. Beaucoup d'appelants montrent qu'ils ne connaissent pas le travail des services sociaux. Des appelants comme les grands-parents qui veulent avoir leurs petits-enfants montrent aussi leur ignorance de ce qui est fait et des règles de droit.

Voisins

Ils demandent l'anonymat car ils craignent d'être reconnus et de subir des représailles. Certains appels malveillants peuvent relever uniquement de vengeance.

Familles

Il s'agit de membres de la famille connaissant une situation, par exemple, de maltraitance en leur sein et qui veulent la signaler. Ils exigent le plus souvent l'anonymat ce qui permet de garder des liens avec la personne maltraitée. Ils veulent savoir aussi quelles associations ils peuvent contacter ou quelles conduites à tenir devant un adolescent qui leur est proche et qui se drogue ou s'alcoolise.

Professionnels

S'ils appellent, c'est pour avoir un avis devant une situation où le secret doit être, peut-être, levé. Ils ne craignent pas de décliner leur identité.

Ils peuvent appartenir à tous les corps de métier : médecin, infirmière, assistante sociale, psychologue, magistrat, avocat, éducateur, professeur, directeur d'école… aide-soignant, animateur de loisirs, de sports…

Ils n'hésitent pas à appeler pour se renseigner, avoir un conseil, une orientation, un soutien.

Une question se pose quand on parle des appelants, en particulier des enfants, c'est celle du crédit que l'on peut accorder à leur témoignage, à leurs dires.

Déjà, l'échange qui s'opère entre un écoutant et un appelant se construit à partir d'une « *fiction* » en quelque sorte puisque ni l'écoutant ni l'appelant ne se connaissent et ne se voient. L'on peut s'interroger à juste titre pour savoir où est la réalité de ce qui est dit.

Quand on écoute l'appel d'un enfant, cela devient encore plus sensible, vu la difficulté de langage de l'enfant, l'appréhension de la réalité qu'il peut avoir. Les recherches menées à ce sujet par des psychologues, des psychiatres tant en Europe qu'aux USA peuvent nous aider à y voir plus clair. Nous aborderons cette question dans la 5e partie de ce document.

PRISE DE NOTES ET RESTITUTION

La prise de notes

Pendant l'écoute téléphonique, l'écoutant écrit sur un carnet ou sur un cahier ce que l'appelant lui dit. Ce carnet ou ce cahier deviennent les supports référencés pour l'écoutant. Ils lui appartiennent. Les informations recueillies sont soumises au secret professionnel.

Les notes prises ne peuvent être décodées que par l'écoutant lui-même. Il a entendu l'entretien et peut en faire une restitution (notes organisées ou non, numéro de département noté, date de l'appel).

À la différence d'un appel de face, il est plus facile pour un écoutant de prendre des notes pendant l'entretien téléphonique. Mais certains écoutants ne prennent aucune note et, dans leur restitution, ne prendront en compte que des éléments globaux de la situation. Ils ne citeront pas de mots de l'appelant comme pourront le faire les écoutants qui ont pris des notes.

Pour d'autres écoutants, la prise de notes sert de support à l'entretien téléphonique. Elle permet une mise à distance et une réflexion à propos de ce que l'appelant lui raconte. L'écoutant peut à partir des premières notes relancer l'entretien.

Pour d'autres, enfin, la prise de notes est simplement un support à la mémoire. Nous oublions vite, surtout si les affects ont été lourds, une situation difficile à entendre. Les éléments notés permettent d'y voir plus clair.

Ces notes restent la propriété de l'écoutant. La question de l'anonymat, du secret se pose. Une commission rogatoire peut réquisitionner certaines informations contenues dans le cahier ou le carnet. La confidentialité n'est alors plus respectée. En effet, l'écoutant qui restitue l'entretien peut ne pas tout restituer. Il restituera un certain nombre d'éléments (nom, prénom, âge, adresse) en accord avec l'appelant sauf cas de maltraitance avérée où le secret est levé.

La restitution

La restitution d'un appel téléphonique est le texte élaboré à partir de l'appel et qui sera ou non transmis à des professionnels de terrain afin qu'ils prennent en charge une situation donnée.

Il ne s'agit pas de la restitution intégrale de l'appel mais des éléments de dangerosité de la situation pour l'enfant ou l'adolescent en question.

Les premiers éléments concernant l'enfant ou l'adolescent portent sur son âge, la constitution familiale (divorce, abandon…), la constitution institutionnelle (placement, suivi éducatif, suivi psychologique…), sociale, son parcours, sa situation actuelle, les personnes qui peuvent lui venir en aide.

Les notes écrites doivent indiquer les éléments de dangerosité à prendre en compte dans la situation présente de l'enfant ou de l'adolescent : violences subies, agies, familiales, extrafamiliales, physiques, psychologiques, sexuelles. Elles doivent préciser le contexte dans lequel les violences ont pu se dérouler : isolement de la famille, fusion.

L'écrit va être adressé à des professionnels de terrain qui ont des connaissances dans le domaine (maltraitance), au procureur et aux juges, à la famille… Cette dernière peut vivre difficilement la lecture de la lettre. Ce qui fait dire qu'un écrit n'est jamais neutre et que sa formulation doit être autant claire et précise que mesurée.

Les écoutants du 119 sont tenus de faire un signalement en cas de danger sur personne mineure. L'engagement est loin d'être neutre. L'erreur est humaine. Si des appels malveillants surviennent, comment les vérifier à l'écoute téléphonique ? Seuls certains critères vont aider l'écoutant à faire de son mieux pour répondre à sa mission. Il ne pourra compter que sur lui. Mieux vaut qu'il ne se trompe pas. En cas d'erreur, les responsables ne le couvriront pas forcément. Il encourt un avertissement ou un blâme *a minima*. C'est le seul service où les écoutants sont dans l'obligation de signalement. L'on se reportera à la cinquième partie où est traité le signalement.

L'écrit prend donc une place significative dans l'espace de l'écoute.

QUATRIÈME PARTIE

Illustrations.
Appels au 119 ; appels à Fil santé Jeunes

LES APPELS

Ils peuvent concerner tout autant une écoute simple qu'une information, une orientation, un signalement. La personne est d'abord écoutée pour son problème.

Les appels peuvent être des appels techniques (information, gain de temps), civiques (responsabilité sociale), politiques (État), sanitaires (aide à l'accès aux soins), psychologiques (expression d'une souffrance personnelle).

Chaque appel va être pris en compte. Il nécessite une démarche individuelle, ajoute de la solidarité à l'information. La parole prend une importance dans l'échange des savoirs et apparaît utile dans le tissage des liens. La parole fait l'humain. L'anonymat et la confidentialité ainsi que des règles éthiques sont toujours mis en avant.

Ce qui fait dire à Maseleno (École des Parents) : « *La parole est thérapeutique. Le téléphone présente des points communs avec la psychanalyse : on ne se voit pas, on ne se touche pas. Mais le téléphone offre un espace transitionnel où chaque appelant peut déposer ses problèmes* ».

Pour chaque appel, il y aura l'amorce d'un échange même si l'appel est muet, même si l'appel est une blague.

Les temps de l'appel vont se dérouler comme suit : un énoncé, une question et, éventuellement, une proposition.

APPELS AU « 119 »

SERVICE NATIONAL DE L'ENFANCE EN DANGER (SNATED)

Les appels sont nombreux et divers. L'on peut presque affirmer qu'il existe autant d'appels que d'appelants, autrement dit de situations différentes. Certaines concernent des situations du quotidien, sans maltraitance avérée. D'autres, en revanche, vont appartenir aux catégories définies par l'Organisation départementale de l'action sociale (ODAS) et par l'Observatoire de l'enfance en danger (ONED) et représentent de réelles maltraitances.

Nous commencerons par retranscrire ce qu'est « *un enfant maltraité* », « *un enfant en risque* » et « *un enfant en danger* » selon l'ODAS et l'ONED.

Un enfant maltraité est un enfant victime de violences physiques, de cruauté mentale, d'abus sexuels, de négligences lourdes ayant des conséquences graves sur son développement physique et psychologique.

Un enfant en risque est un enfant qui connaît des conditions d'existence qui risquent de mettre en danger sa santé, sa sécurité, sa moralité, son éducation ou son entretien mais c'est un enfant qui n'est pas, pour autant, maltraité.

Un enfant en danger est un enfant maltraité ou en risque, pris en charge par l'Aide sociale à l'enfance (ASE) et par la justice.

Ces définitions permettent de situer la maltraitance et de s'accorder sur ce qu'elle est et, sous-entendu, ce qu'elle n'est pas.

Selon l'ODAS (novembre 2005), la maltraitance des enfants est en augmentation sensible, le nombre d'enfants maltraités passant de 18 000 à 19 000 entre 2003 et 2004. Les négligences lourdes et les violences psychologiques (2 500 cas au cours de la même année) sont à peu près stables mais les violences sexuelles (5 500 cas) et les violences physiques (6 600 situations) progressent fortement. Le nombre d'enfants en risque est passé de 71 000 à 76 000 et celui des enfants en danger de 89 000 à 95 000 ; ce qui représente une hausse de 7 % sur l'année 2003-2004. Tous ces faits correspondent à des cas connus et laissent de côté les affaires non signalées. La précarité économique, le déficit relationnel entre parents et enfants, les conflits de couple, les séparations entre les familles et leur environnement, les carences éducatives, l'absence de repères, le repli sur soi, l'isolement, la monoparentalité seraient bien souvent à l'origine de la fragilisation des familles et de la dégradation de leurs comportements. On peut y ajouter la violence sociale.

D'après les définitions citées plus haut (*un enfant maltraité, un enfant en risque, un enfant en danger*), on va trouver différents types de mauvais traitements qui vont aller des violences physiques, psychologiques, des carences affectives aux négligences lourdes et aux abus sexuels.

Les violences physiques sont toutes des atteintes à l'intégrité physique de l'enfant (coups, brûlures, fractures…).

Les violences psychologiques consistent, soit en l'exposition répétée d'un enfant à des situations dont l'impact émotionnel dépasse ses capacités d'intégration psychologique (humiliations verbales ou non verbales, menaces verbales répétées), soit en une marginalisation systématique, en des exigences excessives ou disproportionnées à l'âge de l'enfant, en des consignes et des injonctions éducatives contradictoires ou impossibles à respecter, en rejet ou en abandon affectif.

Les carences éducatives se caractérisent par un défaut de surveillance, un défaut de protection, un non-respect des prescriptions médicales ou de soins, un non-respect des rythmes de l'enfant, des éléments de confusion entre les générations, un désintérêt pour la scolarité, un désintérêt pour l'éducation.

Quant aux négligences lourdes, elles se résument aux carences nutritionnelles prolongées, au refus de soins médicaux nécessaires dans une pathologie grave.

Enfin, les abus sexuels se déclinent comme suit :

– exploitation sexuelle d'un enfant impliquant que celui-ci est victime d'une personne adulte ou, au moins, sensiblement plus âgée que lui, aux fins de la satisfaction sexuelle ;

– viol, pénétration vaginale, anale ou orale, imposée par contrainte avec ou sans violence à un enfant, voire à un adolescent ou à un adulte ;

– inceste, activité à caractère sexuel impliquant un enfant et un adulte qui a avec cet enfant un rôle parental ;

– pédophilie, prédilection d'un adulte pour les relations sexuelles avec un enfant, garçon ou fille ;

– exhibitionnisme, exhibition des organes génitaux, masturbation devant les enfants ;

– pornographie enfantine, utilisation d'images d'un enfant à des fins pornographiques.

Climat incestueux, non-respect de la pudeur de l'enfant, intrusion permanente dans son intimité, exhibition des parents devant leur enfant, exhibition de leur vie sexuelle, visionnage de films pornographiques en famille.

Nous allons reprendre chacune des rubriques listées et l'illustrer à minima par des exemples, entendues au 119.

Illustrations

Violences physiques

Elles peuvent être dramatiques quand il est question d'un bébé. Le pronostic vital peut être engagé (situation du syndrome de Silverman, traumatisme crânien…). En général, les appels ne se font pas au SNATED mais sont directement adressés aux urgences médicales des hôpitaux. La question du temps est, en effet, engagée.

En revanche, les parents qui se sont énervés sur leur enfant peuvent être amenés à appeler pour demander conseil. Cela a lieu après une claque qui marque la joue de l'enfant et dont la trace demeure visible ou après des coups qui laissent, eux aussi, des marques sur le corps, « *bleus aux jambes, œil au beurre noir…* ». La mère demande : « *Que dois-je faire quand je suis à bout* ? » « *Que me conseillez-vous* ? »…

Les violences psychologiques

La théorie du « *bouc émissaire* » de R. Girard rend compte de l'individu victime d'un groupe d'individus. Il cite l'histoire de Jésus, rejeté par les siens, dans un contexte historique précis.

À une échelle moindre, c'est l'histoire de l'enfant victime dans sa famille. Il apparaît comme l'enfant de trop, l'enfant que les parents n'aiment pas ou encore, il est instrumentalisé et fait tout à la maison, le ménage, la cuisine, s'occupe de ses petits frères ou sœurs. Le rejet et l'abandon peuvent être vécus par des enfants d'un premier lit. Le beau-père ou la belle-mère ne les acceptent pas. Eux aussi peuvent devenir de véritables « *victimes* ». Ils appellent souvent pour dire : « *Il ne m'aime pas ou elle ne m'aime pas et ne m'aimera jamais, il n'est pas mon père, elle n'est pas ma mère.* »

Des profils d'enfants victimes de maltraitance psychologique ont pu être établis à partir des appels. Parmi ces profils, on trouvera *l'enfant exposé*, *l'enfant rejeté*, *l'enfant « otage »* ou encore, « *l'enfant serviteur* ».

L'enfant « *exposé* » est l'enfant qui est livré à lui-même, dans l'insécurité. Il attend ses parents chez lui, tard le soir, il est seul les jours où il n'y a pas d'école, il se couche tard… il est parfois recueilli par une voisine. Ce genre d'enfant est souvent décrit comme sans repère. On peut même parler d'abandonnisme.

L'enfant « rejeté » est aussi un enfant abandonné psychiquement. C'est en littérature l'histoire de « *Poil de Carotte* », le « *souffre-douleur* » dans la famille. Les paroles des parents peuvent être de vraies paroles de haine et de mort. Si l'enfant n'est pas en danger physique, il reçoit les tendances agressives mortifères de l'adulte et il a besoin d'une aide d'urgence.

L'enfant pris en « otage » est, quant à lui, l'enfant qui reste sous l'emprise d'un père ou d'une mère devenant leur véritable « *objet* » qu'ils manipulent à leur convenance.

« *C'est mon enfant, j'en fais ce que je veux ! La mère refuse ainsi à l'enfant l'accès au père…* ».

L'enfant « *Cendrillon* » est, enfin, là, pour tout faire, le ménage, s'occuper de ses frères et sœurs. Il peut aussi servir à la mère de confident.

Ces enfants victimes assistent à des scènes de violences entre adultes, sont livrés à eux-mêmes ou encore, entrent en conflit avec leurs parents. Ils peuvent alors montrer des comportements d'inquiétude, au-dessus de la norme (terreur, angoisses…), ou ne pas cesser de pleurer, de hurler, de crier. Souvent, ces enfants sont absents de l'école ou ils n'y vont pas (fugue). Ils peuvent manifester de l'agressivité, de la dépression. Parfois, au contraire, ils se montrent les protecteurs de leurs parents et sont « *hyper autonomes* ».

Parmi les violences psychologiques, l'on n'oubliera pas l'enfant souffre-douleur de ses pairs (racket), de ses frères…

Les carences éducatives

L'enfant ne grandit pas, n'acquiert pas le langage, ni les apprentissages de son âge. Cette situation se rencontre plus souvent que l'on ne peut le penser. La maladie de la mère, la misère sociale (contexte alcoolique) peuvent en être la cause, voire une séparation ou deux parents défaillants.

Les négligences lourdes

Certaines sectes peuvent mettre la vie des enfants en danger. Tout comme dans un autre registre, la dépression chez des mères « *transplantées* » est souvent à l'origine d'accidents domestiques (d'après enquête menée par le Dr Tursz en Seine-Saint-Denis). L'enfant ingère un produit toxique et doit être conduit aux urgences. Ces accidents ne sont pas liés à l'ignorance des mères mais à leur situation de désarroi quand elles arrivent de leur pays et viennent habiter dans les tours de nos banlieues.

Une autre histoire de négligence lourde est celle qui est survenue en 2008, celle d'un enfant laissé tout seul au jardin du Luxembourg avec un téléphone portable autour du cou au cas où… Le père avait un droit de garde partagé et n'a pas cherché (ou n'a pas pu) à le confier à quelqu'un pendant qu'il allait au travail et comme c'était l'été, il l'a laissé, seul, gambader dans un jardin public.

C'est, également, pendant l'été, l'histoire accidentelle de tous ces bébés, laissés tout seuls dans la voiture, en plein soleil, oubliés par le père et qui, malheureusement, ne survivent pas à une déshydratation.

Les abus sexuels

Adolescent(e)s abusé(e)s par le beau-père, enfant abusé par des grands frères, cas malheureusement devenus classiques. Un climat incestueux peut engendrer de telles situations. Nul n'est à l'abri de telles violences !

L'adolescent en fugue raconte son histoire à la police et peut alors être amené à dénoncer ses parents.

Certains appels sont muets comme ceux de jeunes filles, victimes de violences sexuelles ; elles ne peuvent parler, étant dans un réel état de sidération.

Plus généralement, les appels vont recouvrir des aspects qui ne sont pas toujours aussi dramatiques et qui ne nécessitent pas un signalement.

Les autres appels

Les enfants appellent en général d'une cabine ou de chez eux, s'ils sont seuls. Ils peuvent encore appeler d'un portable. Les appels tournent court bien souvent. Et s'ils acceptent de parler de ce qui leur arrive, ils clôturent de manière imprévue. Ils raccrochent. Ils appellent pour parler plus de souffrances ordinaires que de violences exceptionnelles.

Ils n'appellent pas pour parler d'un thème mais pour annoncer un fait, un événement. Les enfants n'abordent pas de sujet. Ils annoncent. Ils ne racontent pas ce qui leur arrive (comme l'adulte). Leur vocabulaire est limité pour décrire le sujet qu'ils veulent évoquer. Ils ont recours à des formules toutes faites (mon père me bat). Leurs appels ressemblent parfois à une suite de déclarations qui se ressemblent, à des répétitions. Ils testent souvent le service. Ils ne peuvent pas rester longtemps dans un appel. Leur savoir en matière relationnelle ne peut être tenu pour acquis puisqu'aussi bien le contenu des demandes que la manière dont ils procèdent dans les appels ne correspondent pas aux règles sociales habituelles de la relation de service.

Les problèmes familiaux

Les enfants appellent quand ils vivent le divorce de leurs parents, une séparation ou quand ils rencontrent des problèmes relationnels avec un frère ou une sœur. Ils peuvent aussi ne pas s'entendre avec leurs parents qui leur imposent quelques contraintes éducatives. On ne les laisse pas faire comme ils veulent ! Les enfants disent au téléphone des choses qu'ils ne peuvent dire ailleurs parce qu'ils ne sont pas écoutés.

Les enfants qui s'ennuient

Beaucoup d'enfants ne savent pas quoi faire quand ils sont chez eux. L'accumulation de jouets, une certaine liberté ne remplacent pas l'absence des parents. Ils vont parfois pour certains ressentir cette absence comme une sorte d'abandon. Les blagues occupent ce temps d'ennui. Un certain nombre d'entre eux prennent le SNATED pour un « *terrain de jeu* ». (« *Pas vu, pas pris* », Boisset, 1993). L'enfant émet une plaisanterie, fait une blague. Les appels sont brefs, répétitifs : ils s'apparentent aux tags ou aux coups de sonnette. Si le tag est une marque, une signature sans auteur dans le sens où ce dernier est invisible, n'a pas de visage, il est fait pour attirer l'attention. L'intérêt d'un tag est également d'être inscrit sur un mur qui n'est pas prévu pour cela. C'est bien ainsi que l'auteur compte faire remarquer son dessin. Ces appels brefs peuvent être considérés comme des tags parce que les écoutants n'ont pas dans ce type d'échanges d'autre place que celle de support. Le coup de sonnette est un jeu où les enfants se sauvent et se cachent pour voir l'effet de leur délit. Celui qui sort n'est sollicité que pour montrer qu'il est là. Le plaisir de l'enfant, c'est de voir que son coup a marché et que c'est lui qui dirige le jeu. Puisqu'il n'établit aucun échange avec la personne qu'il a dérangée. La personne est en ce cas vue comme un objet (jouet).

Les appels brefs qui sont comme des tags ou les coups de sonnette ne sont pas effectués pour donner lieu à des échanges. Ils prennent le service pour jouer et maltraitent, à leur tour, les écoutants.

Les problèmes à l'école

L'enfant qui obtient de mauvaises notes à l'école craint le retour chez lui car l'attente de ses parents est élevée. Il peut appeler le 119. Tout comme l'enfant qui n'a pas de copain et s'occupe en appelant et en demandant de l'aide.

La recherche d'un conseil

L'enfant recherche une solution immédiate. Parfois, sa demande peut être insatisfaisante. Il existe des malentendus. Les enfants pensent que le service peut agir à leur place.

Les missions d'aide, de soutien sous-entendent que le champ de compétences du service n'est pas circonscrit à la maltraitance. Les écoutants sont conduits à donner un conseil sur la façon de faire comme une maman le ferait avec son enfant, une grand-mère avec son petit-fils.

Les plaintes

Les enfants peuvent déposer leurs petites misères. Ils considèrent le SNATED comme un service où ils peuvent dire leurs problèmes. L'écoutant doit évaluer les situations, prendre position par rapport à ce que disent les enfants, temporiser, calmer. Ainsi, les écoutants sont parfois amenés à rappeler la norme (ce qui se fait et ce qui ne se fait pas), la règle sociale en usage dans la société.

Les appels anodins

Aux yeux de l'adulte, certains appels d'enfants peuvent être analysés comme anodins mais ils peuvent ne pas l'être du tout, ils peuvent être une source d'inquiétude, de questionnement pour eux et c'est bien pour cela qu'ils appellent.

Les appels d'adolescents

Les adolescents appellent d'un lieu familier, parfois à plusieurs. Certains appellent de manière répétitive, injurient.

Certains adolescents peuvent appeler pour un copain. « *J'appelle pour un copain qui se fait frapper* ».

Les situations énoncées ne correspondent pas toujours à de la maltraitance mais correspondent plus à des préoccupations propres à leur âge (dispute avec un copain, conflit avec un des parents).

Les appels d'adultes

Ils appellent le « 119 » pour avoir des informations sur des questions d'ordre juridique (droits de procédure de divorce) pour des difficultés de couple, pour des violences conjugales, pour des difficultés avec leurs enfants.

Les appels de professionnels

Leurs appels tournent souvent autour de la levée du secret professionnel (dans les situations de non-assistance à personne en danger). Ils peuvent aussi appeler pour avoir un avis sur des conflits institutionnels à propos de situations de maltraitance.

Nous voudrions attirer l'attention sur deux types d'appels qui sont récurrents. L'un concerne la situation économique des appelants. Leur vie peut entraîner de la violence, indirectement. Nous donnerons l'exemple suivant : une fillette de 2 ans est laissée régulièrement attachée par la mère quand celle-ci s'absente pour aller faire le trottoir. Elle gagne sa vie de cette manière. Un jour d'été où la chaleur est là, l'enfant se met à pleurer et la voisine qui a observé la situation intervient alors en appelant le SNATED. Elle craint à juste titre que l'enfant ne se déshydrate.

Ou ce sont encore ces appels d'enfants livrés à eux-mêmes. Les parents sont partis en WE et leur ont laissé pour leurs repas des boîtes de haricots.

L'autre situation est celle de l'incidence des violences conjugales sur les enfants témoins.

APPELS À FIL SANTÉ JEUNES

Fil santé Jeunes a reçu une double mission de la part du ministère du Travail et des Affaires sociales aujourd'hui ministère de l'Emploi et de la Solidarité.

« *Proposer aux jeunes un service téléphonique anonyme et gratuit où ils trouvent écoute, information et orientation dans les domaines de la santé physique, psychologique et sociale* » et « *être un observatoire national* » des difficultés des jeunes en matière de santé (Rapport d'activité EPE 2001) depuis le 1.02.1995.

Le service est ouvert tous les jours de 8 h à 24 h (minuit) ; il est gratuit et anonyme et tous les jeunes de 12 à 25 ans peuvent appeler (filles ou garçons).

Les adolescents entretiennent, en effet, un rapport particulier avec le téléphone. Ils en ont compris tout l'intérêt : recours immédiat et réponse éventuelle à une question, à une angoisse subite…

Les écoutants du service, pour une grande majorité d'entre eux, sont des psychologues qui peuvent offrir une écoute empathique. Ils accueillent la parole du jeune, l'entendent, soutiennent et canalisent le discours… Plus qu'une simple information ou un conseil, l'adolescent appelle pour trouver un étayage et, de lui-même, répondre à ses propres questionnements. Il est plus facile pour un adolescent d'appeler un service téléphonique que de se rendre dans un service de consultation. Le moment de l'appel peut être un moment de crise pour lui (ou elle) : quelque chose, quelqu'un a fait qu'à un moment donné, il devenait impératif pour l'adolescent de parler. Ces appels sont d'autant plus importants que c'est parfois la première fois que l'adolescent(e) accepte de parler à un adulte. L'adolescent va trouver quelqu'un à qui parler de ses problèmes.

L'écoutant ne le voit pas, ne le connaît pas. Il n'a que sa voix au téléphone, un contenu de discours et beaucoup d'incertitude sur l'âge et le sexe de l'appelant.

Les appels d'adolescents peuvent être regroupés autour de quelques thématiques : la sexualité (MST, sida, contraception, IVG, homosexualité…), la souffrance qu'ils ne parviennent pas toujours à verbaliser, la dépression, les mariages forcés... Habitués du téléphone portable, il est plus facile pour eux de téléphoner et de poser leur question concernant une de ces thématiques. Ils n'ont pas peur car il n'y aura aucun jugement. L'écoutant ne les connaît pas. Il va les aider à prendre confiance pour entrer en communication avec leurs parents et, bien sûr, sans complaisance ou projection de ses propres fantasmes.

Nous proposons de donner quelques exemples recueillis dans des services d'écoute d'adolescents/adolescentes.

Le premier exemple portera sur les appels d'adolescent(e)s suicidaires (tentatives), le deuxième exemple que nous avons retenu ciblera un public défini, en l'occurrence des adolescentes enceintes aux prises avec leurs familles dans le cas des mariages forcés.

Il s'agit bien sûr de quelques exemples parmi d'autres. Nous verrons, une fois encore, que la variété des appels est aussi vaste que le nombre d'adolescents qui appellent.

Illustrations

Premier exemple : les adolescents « *suicidaires* »

Nous avons rappelé que la création des lignes d'écoute s'est faite à travers le monde pour les suicidaires. Il y a urgence et le téléphone permet une réponse et une aide rapides.

Cette catégorie d'appelants n'a pas disparu. Parmi eux, les adolescents sont encore trop nombreux à passer à l'acte. Certains parviennent à téléphoner avant de commettre l'irréparable.

Pour mieux comprendre ce qui se passe dans la tête de l'adolescent, il est utile de bien connaître ce qui se vit à cette période de l'existence. Les psychologues reçoivent un enseignement précis à ce sujet. Nous allons évoquer, brièvement et dans les grandes lignes, ce que vit tout adolescent.

L'adolescence

L'adolescence est une période charnière de l'existence et constitue un passage difficile pour beaucoup de jeunes. C'est une période où le risque d'une désorganisation transitoire ne peut être exclu qui se manifeste parfois par des excès tant au niveau corporel qu'au niveau relationnel. La puberté inaugure l'adolescence par des transformations physiques, physiologiques, sexuelles qui marquent de véritables ruptures avec l'avant (période de latence) et nécessitent tout un travail d'ajustement (bouleversements affectifs...).

Deux grandes problématiques marquent le développement humain, la question de la séparation-individuation et la question du développement psycho-sexuel (traversée du complexe d'Œdipe). Ces deux grandes problématiques se rejouent à l'adolescence au niveau corporel, dans la relation avec les parents, avec le groupe et par rapport à soi.

Au niveau corporel, il s'agit de toutes les transformations. Dans la relation avec les parents, l'adolescent doit renoncer à sa vie d'enfant, à ses premiers objets d'amour pour devenir quelqu'un, lui-même, et poser ses propres choix amoureux. L'adolescent est face à un véritable travail de deuil qui peut entraîner un certain désarroi, des affects dépressifs... À l'adolescence, la pulsion sexuelle, tout comme la pulsion agressive, est intensifiée. Selon Winnicott (1968) « *dans le fantasme de l'adolescent, il y a le meurtre* ». Contre ses pulsions, l'adolescent en mettant en place des défenses peut s'auto-agresser (la tentative de suicide – TS – en fait partie). Dans sa relation aux parents, les choses ne vont pas toujours de soi. Il doit aussi se trouver de nouveaux modèles identificatoires. C'est le groupe qui devient le plus souvent le recours. Enfin, dans son choix d'objet amoureux, certains refusent la transformation pubertaire.

Il faut ajouter que l'adolescence est une période de construction identitaire (Coslin, 2002). L'adolescent doit pouvoir se définir lui-même au niveau de son identité sexuée et sexuelle.

Toutes ces situations psychologiques caractéristiques de la période de l'adolescence sont susceptibles d'engendrer la dépression. Les pertes auxquelles l'adolescent doit faire face peuvent entraîner de l'agressivité, de la culpabilité, du déséquilibre en un mot.

La dépression

Le Petit Robert définit la dépression ainsi : « *État mental pathologique caractérisé par la lassitude, le découragement, la faiblesse, l'anxiété* ».

Postel dans le Dictionnaire de psychiatrie et de psychopathologie clinique décrit la dépression comme une maladie mentale caractérisée par une modification profonde de l'état thymique, de l'humeur dans le sens de la tristesse, de la souffrance morale et du ralentissement psychomoteur. S'accompagnant d'anxiété parfois, elle entretient chez le patient une impression douloureuse d'impuissance globale, de fatalité désespérante, l'entraînant à des ruminations délirantes à thème de culpabilité, d'indignité, d'autodépréciation pouvant le conduire à envisager le suicide.

Il existe plusieurs types de dépressions (endogène, sans facteur externe, exogène liée à un facteur externe). Freud, déjà en 1915, propose deux hypothèses complémentaires de la dépression : régression narcissique, ambivalence (l'objet d'amour, l'objet de haine). Klein (1934) a, quant à elle, introduit la notion de position dépressive infantile. Selon la manière dont l'enfant traverse cette position, il sera plus ou moins exposé plus tard à la dépression.

À l'adolescence

Le terme « *dépression* » recouvre des réalités cliniques différentes. Quand les éléments persistent, il ne faut pas banaliser. La symptomatologie est très polymorphe. Ce qui rend le diagnostic difficile. De plus, rien n'est figé et l'on ne peut prédire avec certitude ce que deviendra l'adolescent.

Marcelli (1990) parle des quatre états dépressifs allant du plus normal au plus pathologique (morosité, crise anxio-dépressive, syndrome dépressif grave, équivalents dépressifs). La morosité de l'adolescent peut être vue comme un refus d'investir le monde. L'adolescent se plaint d'un ennui majeur, d'une absence d'intérêts, d'un sentiment de vide. Il s'agit là non d'un état d'ordre dépressif mais d'un équivalent dépressif.

La crise anxio-dépressive est proche du syndrome de menace dépressive, mise en évidence par Braconnier (1987 : angoisse, humeur triste, dévalorisation, idées de mort).

Le syndrome dépressif est comparable au tableau clinique de l'adulte : ralentissement psychomoteur, idéique, anxiété, retrait social, familial, affectif… idées de mort, conduite suicidaire.

Le caractère des plaintes somatiques, les troubles de comportement, l'inhibition jouent le rôle d'équivalents dépressifs. Parmi elles, les préoccupations hypocondriaques constituent un tableau de bouffée hypocondriaque aigüe à l'adolescence ou de dysmorphophobie. Les troubles de comportement à l'adolescence posent le problème du passage à l'acte d'une prise de conscience insupportable, d'un manque d'élaboration psychique. Fugue, agressivité, troubles des conduites alimentaires, conduites d'addiction, en général, sont des réactions bien souvent à une situation dépressive. Les tentatives de suicide (TS) reflètent l'ambiguïté de la notion de dépression à l'adolescence. L'adolescent agit plus qu'il ne pense. Il a du mal à parler de lui, de son ressenti.

Une fois encore, le repérage clinique de la dépression à l'adolescence est délicat. Mais, derrière la plupart des troubles de comportement de l'adolescent, apparaît la problématique dépressive dans la mesure où l'agir est la modalité la plus fréquente d'expression des conflits.

L'ennui à cette période est caractérisé par l'attente vague de quelque chose et par une incapacité à supporter cette attente. Il permet de mettre l'objet à distance.

Chez les adolescents, la dépression a toujours pu être considérée comme présente, lors de la crise adolescente, que son expression soit clinique, banale, mineure ou au contraire dramatique. Il n'y aurait pas d'adolescence sans dépression. L'affect dépressif serait inhérent au processus adolescent qui implique le deuil et la perte d'objet, le repli narcissique.

Beaucoup d'adolescents appellent les numéros verts « *Enfance en Danger* », « *Fil santé Jeunes* »... pour dire leur mal-être, leur désarroi, leur profonde anxiété parfois.

C'est ainsi que les services de téléphonies ont pu devenir le baromètre d'un phénomène social et d'un phénomène clinique que représente la dépression. Celle-ci correspond à une véritable maladie de la société.

Appels et histoires

J. appelle le SNATED vers 23 h pour dire qu'il en a marre de la vie.

S. fait savoir qu'elle vient de prendre des médicaments, qu'elle va mourir.

J. a fugué. Il a eu une mauvaise note et ses parents l'ont disputé. Il raconte que, parfois, son père le frappe. « *Il boit et ne veut pas m'aider. Je me suis sauvé et je veux en finir* ». L'adolescent a fugué. Le passage à l'acte a lieu par une difficulté d'élaboration.

S., quant à elle, pleure. Cela ne va pas non plus avec ses parents. Elle est en « *guerre* », dit-elle, avec eux. Elle se sent incomprise. Elle a besoin de parler. Elle exprime des idées suicidaires par manque d'estime d'elle-même, un sentiment de perte d'espoir. Son père est séparé de sa mère. L'adolescente a peur de perdre l'affection de sa mère car elle vit chez son père. Pour cette adolescente, le processus d'individuation-séparation est difficile. On assiste à la reviviscence du conflit œdipien.

L'écoutant va devoir parler à l'appelant(e), le tenir le temps nécessaire au bout du fil pour qu'il (elle) s'apaise et chercher une solution adéquate qui lui permettra de survivre à son passage à l'acte. Il va, parfois, le persuader d'accepter la visite d'un médecin (SAMU) ou des pompiers pour dénouer la crise ; ensuite, trouver une solution à la situation d'incompréhension et de conflit que, bien souvent, le jeune vit : orientation vers un foyer.

Ces appels sont lourds car l'écoutant n'est jamais sûr que le jeune accepte une aide d'urgence. L'équipe de service sera, à ce moment-là, d'un précieux soutien dans la résolution du problème.

Deuxième exemple : la contraception et la grossesse non désirée à l'adolescence.

La grossesse non désirée à l'adolescence est un réel problème de santé publique. En 1997, 2,8 % des jeunes de moins de 18 ans ont déjà donné naissance à un enfant. Ce problème grève l'avenir du bébé et de la mère.

Les IVG (interruptions volontaires de grossesse) ont bien augmenté : 8 751 en 1990, 11 029 en 2003. Ce qui fait que près de 10 % de mineures sont concernées et face au risque de grossesse non désirée, cette hausse doit entraîner une vigilance importante. Cela a conduit les pouvoirs publics à mandater la ligne Fil santé Jeunes en 1995 à une observation nationale du problème de santé, 38 % des appels concernant la question de la sexualité.

Un petit retour en arrière et un clin d'œil à l'histoire vont nous permettre de replacer la question de l'IVG dans le contexte social. Malgré une éducation sexuelle dans les lycées, l'assouplissement de l'accès à la contraception et à l'interruption volontaire de grossesse, l'IVG pour les mineures, on observe une augmentation du nombre de ces mêmes IVG, ces dernières années. Longtemps, l'avortement a été interdit en France (passible de la peine de mort, voire de travaux à perpétuité sous le régime de Vichy). En 1961, le mouvement français de planning familial se met en place. Puis la loi Neuwirth (28 décembre 1967) légalise la contraception en autorisant la vente de contraceptifs sous contrôle médical. En 1972, une jeune fille mineure qui a avorté après un viol est acquittée : c'est le fameux procès de Bobigny. 1975, la loi Weil légalise l'interruption volontaire de grossesse. L'IVG est désormais autorisée sous certaines conditions. La loi du 13 décembre 2000 autorise la pilule du lendemain sans autorisation parentale.

Un nouvel assouplissement de la loi est réalisé en 2001 ainsi que l'accès facilité pour les mineures à l'IVG. En dépit de toutes ces améliorations, les adolescentes qui recourent à l'IVG, encore aujourd'hui, ignorent les méthodes contraceptives (ensemble de méthodes pour éviter de façon réversible et temporaire la fécondation, donc la grossesse). Il y aurait encore actuellement 43 IVG pour 1 000 adolescentes de 15 à 19 ans et l'âge d'accès à l'IVG a baissé de 15 à 13-14 ans (Villain, 2004).

Sous l'effet des campagnes de sensibilisation au virus du sida, les jeunes ont peur du risque de contamination et oublient la contraception. Choquet (2004) a pu évoquer le fait que 20 % d'adolescentes auraient pour seule protection le préservatif. Malgré toutes ces mesures, la maternité adolescente persiste et pose quelques problèmes.

Beaucoup d'adolescentes appellent pour s'informer sur les méthodes contraceptives (pilule du lendemain, préservatif...).

« *J'ai un copain et j'ai eu un rapport sexuel avec lui. Je ne sais pas comment le dire à ma mère. J'ai peur de tomber enceinte* ».

« *Comment faire une IVG ? Combien cela coûte-t-il ? J'ai oublié de prendre la pilule du lendemain* ».

Ou « *Je me suis retrouvée enceinte. J'avais des nausées. Mes parents ne s'entendent plus. Je veux quitter la maison* ».

Grossesse et maternité adolescentes

Le Van (1998) explique que la grossesse à cet âge, peut avoir une valeur de rite initiatique. Il s'agirait pour l'adolescente de solliciter, indirectement, l'attention de l'entourage familial et d'éprouver l'authenticité de la relation amoureuse, d'entrer dans la vie adulte. Selon le même auteur, elle pourrait être aussi un comportement à risque et, de la même façon, attirer l'attention des siens. Elle pourrait encore être une maternité désirée, planifiée et viendrait combler un vide existentiel. L'adolescente pourrait acquérir ainsi un statut social et être acceptée par les proches. Enfin, ce pourrait être le résultat d'un désir de maternité non avoué ou encore une grossesse accidentelle, imprévue.

Chez les adolescentes, le désir de maternité peut révéler un ensemble de manifestations somatiques, sociales, psychologiques, psychopathologiques.

Manifestations somatiques : l'adolescente court, avant 16 ans, le risque d'un accouchement prématuré, d'une anémie plus fréquente, d'infections urinaires (Marcelli, Braconnier, 2004). L'accouchement peut s'avérer souvent difficile. Quant au pronostic fœtal, la mortalité périnatale est d'autant plus élevée que la mère est jeune.

Manifestations sociales : Uzan (1998) distingue trois types de situations qui peuvent conduire l'adolescente à débuter une grossesse : soit la jeune femme est mariée (en général, de nationalité étrangère), soit l'adolescente scolarisée vit encore chez ses parents et la grossesse est accidentelle, soit l'adolescente est en échec sur tous les plans (école, famille). La grossesse survient dans un contexte difficile.

Pour Marcelli et Braconnier (2004), la grossesse peut survenir dans un climat de rupture (adolescente isolée, en conflit avec ses parents), dans une famille déjà marquée par des antécédents de placements sociaux où le niveau socioculturel est en faillite.

On citera l'exemple de cette jeune adolescente qui, il y a 4 ans, a accouché d'un enfant. Le père a remis l'enfant à la famille du géniteur. Mais les choses ne se sont pas bien passées. La famille du garçon a remis l'enfant au père de la jeune fille. Celle-ci ne pouvait le garder en raison d'un contexte social difficile et a dû l'abandonner. Elle n'a pas pris la mesure de son geste car elle n'était pas en état de saisir ce qui lui était arrivé. Depuis, elle se demande comment elle peut récupérer son enfant et elle ressent toujours une impuissance devant l'autorité du père.

Manifestations psychologiques : Delassus (1995) émet l'hypothèse que l'enfant correspond à l'objet phallique d'appoint. L'adolescente a le désir fantasmatique d'avoir un enfant du père. La maternité précoce peut alors être un moyen de rivaliser avec cette mère mobilisatrice de l'amour du père.

Souhaiter un enfant ne veut pas dire être prête à être son parent. L'inadéquation entre le désir et le souhait prend corps. L'enfant peut devenir également le substitut du manque affectif des parents. Ces adolescentes présentent souvent une carence affective grave et une mésestime d'elles-mêmes.

Manifestations psychopathologiques : 50 % des adolescentes enceintes présentent des éléments dépressifs (Osofsky, coll. 1993). Cette grossesse représente une rupture du lien œdipien à la mère et au père.

Prévention, éducation demeurent des leviers importants pour éviter ces grossesses non désirées de mineures mais, malgré des moyens plus accessibles, les grossesses persistent. Les jeunes ont peur de grossir avec la contraception ou de devenir stériles (pilule…).

Troisième exemple : les mariages forcés.

Qu'est-ce que le mariage ? Le Code civil nous informe que « *le mariage est une union civile, religieuse ou coutumière de deux êtres de sexe opposé* ».

Qu'est-ce qu'un mariage arrangé ? Les mariages arrangés sont des unions qui sont conclues entre deux familles avec l'acceptation des deux futurs mariés (en Inde, les mariages sont toujours arrangés).

Les mariages forcés sont, en revanche, arrangés, sans tenir compte des souhaits des deux intéressés.

À la veille des vacances scolaires, des adolescentes appellent les différents services de téléphonie pour dire leurs inquiétudes concernant un voyage au pays, dans la famille de leurs parents. Leurs parents les envoient, en effet, pour les marier, même si elles n'acceptent pas.

Les questions que l'on peut se poser devant de telles situations

Que faire devant la décision d'un père qu'on ne peut contester ? Devant le silence d'une mère qui n'intervient pas ?

Elles s'appellent Leïla, Aïssatou, Fatima, Fatou… leurs parents ont émigré d'Afrique du Nord, d'Afrique noire, de Turquie… elles sont, le plus souvent, nées en France, ont été scolarisées dans les écoles françaises et ont acquis la double nationalité. Ce qui rend impuissantes les autorités françaises ; car les choses se passent au pays, pris entre ses lois, ses traditions et ses coutumes. Comment prévenir les choses ?

Les services s'interrogent sur l'augmentation significative du nombre de parents qui ont tendance à adopter les comportements traditionnels. Les pères décident et les mères n'ont le plus souvent pas droit à la parole. Les mariages ont été décidés parfois dès la naissance de l'enfant. Il s'agit d'alliances. Dans certains cas, l'aspect économique prévaut. Dans d'autres, c'est l'aspect culturel (communautaire comme en Turquie) qui l'emporte.

Devant l'obligation de se soumettre à la loi des pères, les jeunes n'auront qu'une seule issue possible : se sauver. La chose n'est pas facile à réaliser car elles rompent avec le groupe familial et peuvent se retrouver sans repères pendant longtemps, isolées.

Les parents émigrés sont devenus très attachés aux traditions, plus que s'ils étaient restés au pays. Est-ce la peur de perdre leur identité ? De se perdre ? De tenir leur parole d'honneur vis-à-vis de leurs proches, demeurés au pays ? De réparer quelque chose du fait de leur émigration ?

C'est sûrement tout cela en même temps. Il n'empêche que pendant ce temps, les adolescentes souffrent d'une telle situation. Elles ne sont ni d'ici ni de là-bas. Parfois, avec le consentement paternel, elles sont violées, au domicile même, par le futur promis, dès leur 10, 12 ans. Ce qui fait qu'elles n'ont même pas le temps de réfléchir à ce qui se passe. Les familles leur demandent de se taire.

Selon les associations qui jouent alors un rôle dans la prévention de ces mariages forcés, le nombre de jeunes filles dans ces cas n'est pas négligeable.

Nous voudrions faire part de la situation des adolescentes indiennes de Pondichéry, élevées dans des écoles françaises et qui, une fois rentrées chez elles, doivent se soumettre à la loi du père et aux traditions de leur culture. Cet exemple va nous aider à mieux comprendre ce qui se passe dans les mariages forcés.

Le cas des jeunes Pondichériennes, Franco-Indiennes

Elles ont l'appartenance française de leurs parents et grands-parents qui habitaient les comptoirs de l'Inde, anciennes enclaves françaises, au sud de l'Inde. En 1954, ces établissements sont rattachés à l'Union indienne dont Pondichéry, au bord de l'océan Indien, dans l'État du Tamil Nadu qui devient une ville indienne à part entière.

Un certain nombre de Pondichériens font alors le choix de la France et obtiennent la nationalité française. Leurs descendants continuent d'être « *immatriculés* » français s'ils en font le choix. Ils parlent le français, font des études en français même si la ville s'est ouverte aux échanges internationaux au point que l'anglais est en passe d'être plus pratiqué que le français.

La jeune fille de Pondichéry grandit et acquiert ses repères identitaires selon la tradition indienne. Petite fille, adolescente, elle a appris à obéir à ses frères, à son père. Femme, épouse, mère, elle se soumettra à son époux, à sa belle-famille. Veuve, c'est son fils qui aura autorité sur elle. La colonisation lui ouvrira l'école.

En fréquentant l'école française, ces jeunes Indiennes ne font qu'apprendre la langue française, l'histoire de France. La grande majorité des enseignants du lycée de Pondichéry sont, en effet, des Français et le temps de l'école demeure un temps où l'élève prend modèle sur l'adulte et s'identifie à lui. Ces jeunes scolarisées découvrent des comportements, des modes de vie autres que ceux qu'elles vivent au quotidien, dans leurs familles et autour d'elles.

Elles apprennent la liberté, l'égalité devant les apprentissages, la mixité. Elles découvrent des possibilités de choix, d'indépendance, de responsabilité qui n'existent pas dans la vie de leur mère. Ces prises de conscience entraînent forcément des changements, des décalages, des fractures, des ruptures.

Pourtant, les parents persistent à les envoyer à l'école française (leurs filles comme leurs garçons). En fait, ils ne réalisent pas toujours l'impact de l'école sur le comportement de leurs enfants.

À partir de la fête de la nubilité qui est parfois un premier traumatisme pour l'adolescente, le regard que les parents portent sur elle change, car leur fille appartient désormais au monde des femmes. Mère en puissance, l'image qu'elle va renvoyer peut avoir des conséquences sur le mariage à venir. Les parents la suivent attentivement dans sa façon de s'habiller, de se coiffer, de se comporter.

Quand on sait qu'une jeune fille doit être à la maison, se tenir en retrait face à des étrangers, baisser les yeux, être réservée, on voit le fossé se creuser entre l'attente des professeurs, à l'école française, qui souhaitent la participation active des élèves. Ce qui fait qu'à l'école déjà, des filles qui se comportent comme elles, qui ont intériorisé l'attente de leurs parents passent pour des sottes, obtiennent de mauvaises notes. Les professeurs invitent vivement leurs élèves à fréquenter le cinéma, à lire des revues. Mais les parents craignent les fréquentations de leurs filles, qui ne voient, en règle générale, leurs amies qu'à l'école.

Quant à une quelconque fréquentation avec des garçons, cela reste hors de question. La ségrégation est de règle en pays tamoul. Au lycée, les professeurs mélangent garçons et filles dans leurs travaux d'équipe sans voir les conséquences normales de la mixité : les filles parlent aux garçons et vice versa. La vraie question va se poser à la fin de leurs études ou de leur apprentissage. En Inde, les filles ne choisissent pas leur époux. Depuis toujours, les mariages sont des mariages arrangés.

Vont-elles accepter le mariage arrangé par leurs parents ? Vont-elles chercher un emploi à Pondichéry ? Ou vont-elles décider de partir en métropole ? Leurs décisions ne sont pas seules en jeu. Comme l'exprime une lycéenne que nous avions pu interroger : « *Aller en France pour soi, c'est une idée occidentale* ». C'est tout le groupe familial qui est engagé dans cette décision. Cela peut avoir des conséquences, entraîner des déchirures irréparables, des séparations sans retour.

Perturbations, conduites suicidaires

L'acceptation de ce double héritage apparaît encore difficile actuellement. Les jeunes filles sont au confluent de deux cultures. Ce qui est à la fois source d'enrichissement mais, peut-être, source de malaise, voire de grave perturbation.

L'acculturation se produit quand deux cultures se trouvent en présence et réagissent l'une sur l'autre. Il en résulte des changements subséquents (se reporter utilement aux travaux de Camilleri).

Ces jeunes Indiennes doivent assumer les droits et les devoirs à l'égard de la parenté étendue et ces droits et devoirs pèsent lourdement sur leur choix. Cela peut remettre en cause leur identité et entraver la possibilité d'une acculturation sur place : elles ne la croient possible qu'au loin, en France, en particulier. Partir va devenir un rêve, leur rêve. Car pensent-elles, là-bas, elles feront ce qu'elles voudront. S'il y a quelques obstacles, elles se débrouilleront de toute façon. Elles vivront leur vie de femmes adultes, faisant elles-mêmes leur choix en espérant ainsi échapper au mariage arrangé. Si les parents consentent à les laisser réaliser leur rêve, les conséquences de leur double éducation ne tourneront pas au cauchemar. Bien sûr, elles affronteront des obstacles.

Le principe de réalité aidant : elles parviendront à accepter certaines choses qu'elles n'auraient pas admises si elles étaient restées.

Si elles essuient un refus définitif à leur demande de partir en France poursuivre des études (comme le disait un père « *ma fille ne partira qu'un mari au bras* »), elles conservent l'amertume d'un rêve brisé qui disparaîtra si le mariage est réussi, sinon s'exaspérera s'il y a échec. Dans le pire des cas, cela aboutira à des conduites suicidaires[5]. Toutes sortes de pressions commencent à s'exercer depuis le chantage moral jusqu'à la violence et à la séquestration (grève de la faim d'une mère, confiscation du passeport d'une fille qui étudiait en France). Les parents ne sont pas toujours prêts à ce que leur fille leur tienne tête. Les cas les plus douloureux sont ceux des mariages précoces ; la fille reste en Inde, un fardeau (il faut constituer une dot pour la marier. Elle ne rapporte rien à sa famille). Certains parents, en particulier, les mères devenues veuves (dont le statut est loin d'être évident) préfèrent s'en débarrasser le plus vite possible. On a rempli ses devoirs et on a évité le pire. L'exemple de cette mère veuve qui décide le jour du mariage annoncé de sa fille aînée de profiter de la fête pour célébrer le mariage de sa fille cadette, non avisée. Ce n'est qu'au matin de la cérémonie et dans la frénésie des tambours que celle-ci se retrouve sous le dais du mariage.

Un autre cas de figure peut également apporter son lot d'amertumes et de comportements suicidaires. Il s'agit du

[5] N° 91 Migrations santé (1997) « le suicide chez les jeunes en Inde, note sur le cas des Franco-Pondichériennes », p. 39-58.

mariage, conclu hâtivement, entre la jeune fille et un mari indien, vivant en France. Il est auréolé du prestige d'habiter en France, d'avoir des biens. Mais on ne s'interroge pas sur son niveau d'études, ses intérêts culturels et la jeune fille peut se retrouver mariée à un analphabète qui ne supportera pas la supériorité de son épouse et se mettra à la battre. Cela sera d'autant plus difficile à vivre que le couple se trouve en France, isolé.

Le nombre de suicides a fortement augmenté ces dernières années en Inde parmi ces jeunes filles franco-pondichériennes. Le sujet étant tabou, il est difficile d'obtenir une estimation précise.

La contrainte sociale, les règles d'une tradition tout à fait à l'opposé du monde occidental expliquent le malaise diffus et général. Il est bien évident que les mutations profondes tant sur le plan technologique que sur le plan des valeurs n'expliquent pas tout. Chaque situation mérite une attention spécifique.

En tout cas, ces jeunes héritières d'une double éducation dont elles n'ont pas intériorisé les paramètres et, placées devant un choix et des perspectives d'avenir dont elles ne sont pas maîtresses, préfèrent la mort au conflit. Lorsqu'elles pourront choisir, d'autres liens se seront noués au sein de leur famille. Il n'y aura plus ni cassure ni repli. Celles qui sont en France participent déjà à ce choix pour beaucoup d'entre elles. Cela n'annule en rien les rites de mariage selon la tradition. La disparition de l'identité indienne serait-elle la clé de ces refus et de ces blocages ?

Comme les autres adolescentes contraintes à un choix, elles préfèrent se donner la mort pour échapper au conflit. Mais riches d'une double culture, celles qui auront fait un autre choix permettront de dépasser ces difficultés et enrichiront leurs propres traditions.

Ces adolescentes confrontées comme leurs consœurs du Maghreb, de la Turquie ou de l'Afrique noire à la culture et aux traditions de leurs familles peuvent adopter différentes attitudes :

– soit, elles vont se rebeller et refuser alors tout engagement que leur proposent leurs familles.

Elles peuvent éventuellement fuguer. C'est ainsi que parfois, elles appellent les téléphonies sociales ;

– soit, elles acceptent mais elles divorceront très vite ensuite ;

– soit, elles se soumettent, ne montrent aucune réaction sur le moment. Ce sont elles qui peuvent se suicider.

Il existe de nombreuses associations qui se mettent à leur écoute. Quand une adolescente craint le pire de la part des siens et ne sait où se protéger, elle appelle les services comme le SNATED ou Fil santé Jeunes. Les écoutants vont alors la recommander à une de ces associations pour qu'elle puisse trouver un soutien, un accompagnement le temps nécessaire pour se retourner et faire son choix librement.

CINQUIÈME PARTIE

Une expérience de 10 ans à l'écoute de l'enfance maltraitée. L'obligation de signalement

AVERTISSEMENT

Nous voudrions avertir le (la) lecteur(trice) qu'il (ou elle) ne trouvera pas une description détaillée du Service national de l'enfance en danger (SNATED)[6] ni de l'observatoire de l'enfance en danger (ONED). Pour de plus amples informations, il (elle) se reportera au site du SNATED sur Internet où il (elle) cherchera de la documentation au siège même de ces deux services (SNATED et ONED).

Notre parti n'est que de rendre compte, à notre façon, des 10 ans que nous avons passés au SNATEM, devenu depuis 2007 SNATED.

L'évocation de certains appels (en respectant le secret professionnel : ni nom, ni date, ni lien) ne recouvrira pas la globalité ni la diversité des appels reçus dans ces services. Nous les avons choisis en fonction de notre mémoire (de ce qu'ils ont pu toucher en nous). La douleur d'un enfant ne s'oublie pas comme les violences qui ont pu être commises à l'encontre d'un(e) adolescent(e). L'expérience nous laisse croire que, malheureusement, les enfants et les adolescents maltraités vont

[6] Le SNATEM est devenu depuis 2007 le SNATED enfance maltraitée, enfance en danger.

porter pendant des années, parfois, le poids des violences subies ou des négligences.

Le 119 a été créé pour permettre à des enfants, à des adolescents de se confier à un adulte, ce qui leur permettra peut-être un cheminement vers la reconstruction de leurs identités quand celles-ci ont été malmenées ou l'arrêt de violences subies de la part de proches contre lesquels ils ne peuvent se défendre.

Nous proposons donc d'aborder les points suivants qui constituent les jalons d'une mémoire subjective :

– temps, lieux, organisation du service national de l'enfance en danger ;

– la maltraitance, des représentations ;

– les appels ;

– le vécu, la gestion des affects ;

– l'évaluation des dires de l'enfant ;

– le signalement ;

– les limites de l'expérience.

Temps, lieux, organisation

Le temps

Nous avons travaillé au SNATEM devenu le SNATED, dès son ouverture, en décembre 1989. Puis, nous sommes revenues quelques années plus tard et nous avons été écoutantes entre les années 1998-2007, date à laquelle nous avions pris une disponibilité se terminant en 2008. En 2008, nous étions arrivées à l'âge de la retraite.

La direction ne nous a guère laissé de choix. Nous avons accepté d'arrêter d'autant que l'évolution du service ne correspondait plus à ce qu'il avait été et aurait pu être. Nous reviendrons ultérieurement sur ces aspects.

Cela fait que nous avons pu mesurer l'évolution d'un service et d'une politique au service de l'enfance maltraitée pendant près de 20 ans (1989-1991, 1998-2007).

Les lieux

Le service a déménagé une seule fois, d'une Porte de Paris à une autre Porte de la capitale. Le changement non négligeable fut le quartier : le premier emplacement était dans un quartier relativement commerçant et résidentiel (face à l'Institut de Puériculture, Brune). Le second emplacement se trouvait dans un quartier périphérique, de seconde zone (prostitution, au tout début, circulation automobile importante et peu de passants). Le lieu réservé au service a, en revanche, gagné en espace. Actuellement, le service de la téléphonie occupe un étage et le service de l'observatoire qui lui est complémentaire occupe également un étage.

L'organisation

L'organisation du service a beaucoup changé, elle aussi. Il y a, à présent, deux services : celui du tout début (le plateau d'écoute) qui est au cœur du travail et celui de l'observatoire qui s'est ajouté et a davantage pour objectif les missions ministérielles et la recherche.

Un seul directeur tout comme au début est à la tête du service, des deux services, à présent. Après un médecin, détaché du ministère des Affaires sociales, puis une assistante sociale, également détachée de son service, le directeur actuel est un professeur des sciences de l'éducation, ancien directeur au département des sciences de l'éducation, à l'Université de Nanterre.

Au niveau du service d'écoute, l'organisation s'est complexifiée : elle compte une responsable des ressources humaines, une responsable du plateau d'écoute, trois coordinateurs et les écoutants.

L'évolution du service s'est faite sur un mode gestionnaire : plus d'appels entrants, plus d'appelants écoutés. L'approfondissement des appels n'est plus la priorité. Parmi les responsables du plateau technique (les téléphones), on ne trouve aucun psychologue, parmi les coordinateurs non plus. Ce qui interroge dans la mesure où la majorité des écoutants est recrutée avec un diplôme d'études supérieures en psychologie

(DESS de psychologie, Bac + 5). Au sein de l'ONED, on ne trouve pas davantage de psychologues mais plutôt des personnes compétentes en sciences de l'éducation ou en sociologie ou qui viennent des ministères, par détachement comme des magistrats.

Le mode opérationnel a été privilégié au détriment d'un travail plus clinique de l'écoute (productivité oblige). Cela n'est pas propre à ce service. On peut retrouver cette même visée de rentabilité dans les services hospitaliers, à l'Éducation nationale…

Le nombre des écoutants a augmenté depuis les débuts ; mais il reste stationnaire depuis une bonne dizaine d'années. 50 écoutants font partie de l'équipe, renouvelés, ponctuellement, par le départ de l'un ou l'autre membre de cette équipe. Comme on l'a souligné à plusieurs reprises, une bonne partie des écoutants a une formation de psychologue. Les autres sont ou juriste ou travailleur social ou éducateur ou n'ont pas de diplôme mais possèdent un niveau de licence, par exemple. Un seul est médecin (non praticien) et fait partie de l'équipe depuis bientôt 20 ans.

Les écoutants travaillent à mi-temps, pour la grande majorité, font des nuits à tour de rôle, ont des plages de 4 à 6 heures d'affilée. Tous les écoutants ont l'obligation de réunions institutionnelles, de supervisions (régulation du travail d'écoute) faites par des psychologues ayant une formation de psychanalyste, de réunions d'équipe, de réunions thématiques. Comme dans les autres services, les salariés ont accès aux diverses formations de la formation continue.

Les tout débuts du service ont été une période de challenge. On ne savait pas encore trop faire. On avait le sentiment de réaliser quelque chose de nouveau, voire d'innovant. Les échanges étaient riches, nourris par les différents membres de l'équipe (échanges cliniques, psychanalytiques).

Tout était possible. À notre retour en 1998, les choses avaient bougé. Certaines choses étaient plus figées. Les coordinateurs ne nous ont pas semblé à la hauteur de leur responsabilité. Ils n'étaient pas choisis sur de réelles compétences d'écoute. Actuellement, ils sont d'anciens écoutants. Mais le critère de recrutement n'est pas un critère basé sur la réflexion de l'écoutant ni sur ses compétences en recherche mais plus sur ses capacités pragmatiques, réalistes… et ayant l'esprit de service.

Il faut rappeler que le SNATED est un service directement relié au politique.

DES REPRÉSENTATIONS SUR LA MALTRAITANCE

Comme tout écoutant du 119, nous avons fait nôtre la définition donnée par l'Organisation de l'Aide sociale (ODAS). Les violences physiques, les violences psychologiques, les violences sexuelles, les négligences entrent dans la définition. Les appels reçus concernant la maltraitance relèvent de l'une ou l'autre de ces quatre catégories.

Ce qui est important de mesurer quand on est à l'écoute de la maltraitance, c'est la représentation que l'on porte en soi de celle-ci. Cela permet de mieux écouter, accueillir la maltraitance de l'autre qui nous appelle.

L'éducation sévère (liée à une époque) que nous avons reçue pouvait nous empêcher de bien entendre certaines choses qui étaient dites et nous a sans doute parfois empêchées de les entendre. Nous pouvions avoir des a priori, des jugements de valeur concernant les exigences et les attentes d'un parent vis-à-vis de son enfant ou de son adolescent.

Ainsi, l'enfant qui appelait pour dire : « *Je n'ai pas un moment pendant le WE pour aller voir mes copains ou je ne sors jamais* », nous aurions pu lui répondre : « *C'est normal, tu as des devoirs à faire et tes parents ont droit de te refuser des sorties* ». Sauf que le monde a changé et que les enfants vivent aujourd'hui les choses différemment. De plus, chaque situation est différente de celle du voisin.

L'éducation avant les années 1960 était très stricte pour les filles. Il était hors de question d'aller au café, seule, ou de sortir avec des garçons, sans être accompagnées. C'était un temps où la contraception n'existait pas encore, où le père avait droit « *de vie et de mort* » sur ses enfants (selon le droit romain). Il faudra attendre les années 1968 pour que l'autorité parentale soit partagée et que ce droit « *d'une toute-puissance patriarcale* » disparaisse. L'on peut retrouver, toutes proportions gardées, des attitudes aussi fortes dans les populations migrantes.

Je pense à l'appel d'une fillette de 12 ans, arrivée avec ses parents du Pakistan, normalement scolarisée. Elle n'aspirait qu'à une chose, c'est d'être comme ses petites camarades d'école : avoir les mêmes sorties, partager les mêmes loisirs… Or, le père ne voyait pas du tout les choses de cette façon. Il nous dit au téléphone : « *Si notre fille passe une soirée chez ses petites camarades, nous ne pourrons la marier. Comment pourrai-je prouver aux autres Pakistanais de mon entourage qu'elle est encore vierge !* »

Devant l'aspiration naturelle de la fillette à vivre comme ses petites camarades, l'honneur du père et du clan était en jeu et le père était dans l'incapacité à surmonter l'obstacle. Il était donc pour lui impossible de laisser sa fille vivre comme les autres petites écolières.

Autrement dit, ce que nous vivons, ce que nous apprenons, n'a pas valeur universelle. Les traditions, les coutumes diffèrent d'un pays à l'autre et même si les porteurs de culture viennent vivre loin de chez eux, ils n'abandonnent pas pour autant ces mêmes traditions. Il faut laisser du temps au temps pour que des choses changent.

Nous pouvons naturellement projeter sur l'autre des choses vécues si nous ne faisons pas un travail sur nous-mêmes. De même, des choses vécues ne s'évacuent que si une réflexion existe.

Les représentations des uns et des autres sur la maltraitance ont ainsi une certaine incidence sur la façon dont nous allons écouter l'autre. Sans retour sur nous et sans analyse des pratiques, l'écoute s'en ressentira.

Il est donc important de clarifier nos représentations, d'en avoir conscience et de faire le point régulièrement si nous voulons que notre écoute de l'autre demeure entière.

Souvenirs d'appels

Nous avons été conduites comme tout professionnel du service à écouter des centaines d'appels. Pendant tout le temps passé dans le service, ce qui nous a beaucoup surprises et nous surprend encore, c'est la variété des appels. Nous avons pu réaliser qu'il y a toujours, même après autant d'appels, des appels imprévisibles.

Comme psychologues, nous avons appris que chaque individu était différent de son voisin, qu'il n'existait pas deux individus identiques. Cela nous a néanmoins étonnées quand nous étions confrontées au phénomène : une même situation n'était jamais vécue de la même façon.

Comme nous avons pu le rappeler précédemment, les appels peuvent être regroupés en catégories (voir ci-dessus les définitions de la maltraitance). Nous avons, comme les collègues, été amenées à écouter des appels de mauvais traitements physiques, psychologiques, de négligences éducatives et d'abus sexuel.

Les appelants pouvaient être les personnes concernées directement (l'enfant ou l'adolescent en personne) tout comme ils pouvaient appeler pour un voisin, un ami ou être des professionnels.

Nous allons évoquer certains de ces appels en taisant les lieux, le temps, les noms afin de préserver l'anonymat des personnes qui se sont confiées au service et dans le but de rendre compte du travail d'écoute auprès de ces appelants, du vécu émotionnel, des affects qui font partie de l'écoute.

Des violences physiques

Nous nous souvenons de l'appel d'un pompier pour un enfant de 4 ans. L'appelant raconte : le père et la mère ont 11 enfants. Ils se disputent très fréquemment. Ce soir, une nouvelle dispute a éclaté. La mère qui s'alcoolise beaucoup s'est mise à tout casser, à frapper son époux en présence des enfants et à l'injurier haut et fort. La police vient souvent remettre le calme dans la maison. Cette fois-ci, le père a été emmené aux urgences car les coups de son épouse l'ont blessé. Le pompier a besoin de dire sa tristesse : « *c'est bien triste* » en constatant que le plus petit des enfants marche sur les verres du carreau cassé, pieds nus. Il évoque son propre garçonnet qui a le même âge et qui, au même moment, dort tranquillement.

Nous partageons ce moment d'émotion avec lui au téléphone. La téléphonie joue son rôle d'activation des services sociaux de protection de l'enfance devant ce genre de situation.

Dans le cas des violences physiques, elles sont multiples et très variées et touchent toutes les catégories de personnes. Les enfants battus, maltraités sont les plus vulnérables et il est sûr que nous ne pouvons rester de « *marbre* » devant certaines situations évoquées.

Un responsable d'un centre de loisirs appelle pour un enfant de 5 ans. Il a pu constater à plusieurs reprises que l'enfant portait régulièrement des « *bleus* » aux jambes et aux bras. Chaque fois qu'il a demandé à l'enfant ce qui s'était passé, celui-ci a répondu : « *Je suis tombé, je me suis cogné* ». Cette fois, l'appelant pense qu'il ne peut accepter la répétition de coups et la même réponse qui est donnée. L'enfant a un œil « *au beurre noir* » et il ne parvient pas à expliquer ce qui a pu se passer.

L'appelant s'interroge : « *Que lui est-il arrivé ?* »

L'appelant a besoin d'un conseil avant d'engager un signalement, de partager son inquiétude concernant ce garçon.

Cela nous rappelle une autre situation évoquée par des soignants. Ils s'étaient inquiétés pour un garçonnet de 7 ans environ. Il avait été hospitalisé une première fois pour une fracture, une deuxième fois pour des bleus qui lui couvraient le dos. Le père répondait que « *ses bretelles le serraient trop fort* ». Le médecin, de son côté, répondait aux soignants : « *Je connais le bonhomme, je m'en charge* », mais les soignants, malgré la bonne volonté de leur chef de service, craignaient une nouvelle prochaine fois. Leur détresse était à la mesure de leur impuissance. Que faire puisque notre « *patron* » nous dit qu'il va s'en occuper ?

Dans les appels reçus, certains peuvent nous rappeler d'autres situations, vécues ailleurs. L'intensité de la violence, l'isolement de la personne, l'âge : comment un enfant en bas âge peut-il se défendre ? Les téléphonies ont été pensées en ce sens. Mais un enfant pourra-t-il appeler ?

Un autre appel pour des violences physiques qui nous a marquées est celui d'une mère qui se faisait frapper par son adolescent de 15 ans. La mère expliquait qu'elle avait été mariée à deux reprises et qu'elle vivait, actuellement, avec un troisième compagnon. Elle avait 3 enfants du premier mariage, puis 2 enfants du deuxième mariage et elle venait d'avoir un bébé avec le dernier compagnon.

Elle racontait qu'elle n'avait des difficultés qu'avec cet adolescent. Le frère de l'adolescent, son aîné, n'avait posé aucune difficulté. Devant cette situation, elle avait déjà prévenu les services de la prévention judiciaire mais n'avait pas eu, selon elle, de vraie réponse. Comme son garçon avait de bons résultats à l'école, elle avait tempéré sa colère. Mais, à présent, elle craquait car il n'arrêtait pas de la menacer, de lever le poing sur elle. Le père du garçon répétait que si celui-ci ne la respectait pas, c'est parce qu'elle n'était pas respectable. Il ne proposait pas davantage de prendre son fils chez lui. Aux yeux de l'appelante, son garçon ressemblait au père : violent, rigide sur les principes. Les pleurs de la mère, sa vulnérabilité au téléphone nous envahissaient. Nous aurions pu prendre sa défense. Néanmoins, les situations ne sont décrites que par les appelants. Une situation est différemment vécue selon les acteurs de la situation. Ce qui nous a paru alors important, c'était d'essayer de l'apaiser, de lui redonner l'estime d'elle-même, de lui redire les droits qui étaient les siens.

Des violences psychologiques

F. appelle et raconte : « *Je n'ai jamais fêté mes anniversaires. Mon père contrôle mes horaires. Ma mère me protège. Ils ont divorcé. Le père m'interdisait les sorties avec des copains, il voulait me forcer à aller en Algérie. C'est son pays. Je le déteste. Il n'aime personne. Quand je passe devant le foyer, je parle avec les jeunes de ce foyer. Mon père m'a dit : "Si je te vois là-bas, je te tue, ce sont tous des pourris !" Je tape dans les carreaux pour éviter de taper les copains. Comment aller en foyer ? Je ne m'entends pas avec mes parents, mes frères. Ma mère ne donne raison qu'à mes frères !* »

Double culture, double éducation et traditions différentes. Le père veut que sa fille reçoive l'éducation qu'il a pu connaître pour les filles du pays. Il oublie que sa fille n'est pas née dans le pays. Ces situations ne sont pas simples.

Chaque situation doit être analysée en fonction de la situation évoquée. Les droits et l'autorité parentale peuvent être différents selon les codes de la famille. Ces situations exigeaient beaucoup de doigté et beaucoup d'empathie pour entendre la souffrance des uns et des autres et accompagner vers la meilleure issue possible la jeune qui appelle.

Dans certains cas, la jeune fille pouvait être déscolarisée, renvoyée au pays, séquestrée. Fort heureusement, il ne s'agit que de quelques cas.

Les insultes sont une autre expression de maltraitance et il y a beaucoup d'appels sous cette forme. Une voisine appelle pour une enfant de 2 ans et demi qui pleure quand la mère crie dessus : « *Tu n'es qu'une salope, tu fais pipi dans ta culotte !* »

Une autre évoque une mère criant sur son adolescente de 15 ans, scolarisée au collège : « *Je m'en fous, dégage* ». Si la fille rentre tard, la mère se fâche. Certaines mères traitent leur adolescente de tous les noms : « *salope, putain* » pour les mêmes raisons.

L'on peut se demander, « *que répète-t-elle à travers ces insultes ? Qu'ont-elles vécu elles-mêmes* ? ».

Des violences liées à la négligence

Une mère qui ne fait rien mais exige que sa fille joue « *les Cendrillon* » pour les petits de la fratrie. Des appels concernant de tels enfants sont relativement fréquents. La fillette fait le ménage, la cuisine, s'occupe des petits frères et sœurs, et la mère, pendant ce temps, s'occupe d'elle-même. Cela attire notre colère mais ce n'est pas une solution pour aider la situation à évoluer. Qui dans la famille peut aider cette mère ? Qui, en dehors de la famille va accompagner cette mère ?

Des violences sexuelles

C'est peut-être parce que c'était notre premier appel du genre. En tout cas, pendant quelques mois, voire quelques années, nous avons gardé en mémoire l'entretien que nous avions eu avec une adolescente de 15 ans. Le beau-père l'abusait régulièrement quand sa mère était au travail (elle travaillait comme soignante de nuit). La situation durait depuis plus de 4 ans. L'adolescente n'osait en parler car elle craignait de détruire le bonheur retrouvé par sa mère. Il a fallu qu'un jour, elle se refuse au beau-père pour qu'il la menace de sodomiser son demi-frère, beaucoup plus jeune qu'elle. C'en était trop. Il fallait le dire. C'est ainsi qu'elle a appelé, en fin de journée, le SNATED.

Quelles émotions, quelle douleur se sont alors dites au téléphone !

Après ces confidences, l'adolescente a eu besoin de rappeler à plusieurs reprises pour nous dire comment les choses évoluaient pour elle. Rien n'était facile. Elle traversait une période d'anorexie.

Elle se sentait encore mal. Avec le temps et grâce au soutien de sa mère qui n'avait pas hésité à se séparer du mari abuseur, l'adolescente a pu se reconstruire et poursuivre sa route, grâce aussi à l'aide psychologique dont elle a pu bénéficier.

Nous avons reçu beaucoup d'appels concernant des attouchements. Il n'a pas toujours été aisé de faire la part de ce qui était vrai et de ce qui ne l'était pas. Certaines mères divorcées ne voulaient pas que leur enfant voie le père. D'autres s'étaient séparées pour des raisons relationnelles…

Combien de fois n'avons-nous entendu : « *Elle m'a dit : "J'ai mal à mon sexe et a mis le doigt dessus* ». À la question : « *qui t'a fait mal ?* » racontaient ces mères, l'enfant répondait invariablement : « *C'est papa* ».

Ce sont toujours des appels délicats. Car l'enfant est petit et sa souffrance muette est d'autant plus difficile à vivre.

Le vécu émotionnel, la gestion des affects

Il est évident que d'entendre des choses, parfois difficilement supportables n'est pas toujours facile à gérer. L'émotion qui peut jaillir à l'écoute de certains appels, la crainte partagée concernant certains récits détaillés doivent être canalisées pour pouvoir répondre à l'appelant en détresse.

Le sentiment d'impuissance peut survenir, un état de sidération également. Il faut, quoiqu'il arrive, montrer à l'appelant qu'il n'est pas détruit. Il faut l'aider à élaborer sur ce qu'il a subi et vécu, il faut l'aider à penser la chose. Sinon, l'écoute ne sert à rien.

Nous nous souvenons d'une jeune psychologue qui allait terminer son temps d'écoute et qui venait de recevoir l'appel d'une femme désespérée, lui ayant juste dit : « *Au revoir !* ».

L'écoutante était toute remuée à l'idée que, peut-être, elle aurait pu dire quelque chose.

Surprise (comme en état de sidération), elle n'en avait pas eu le temps ni la repartie, racontait-elle. Que pouvait-elle faire que permettre à l'appelante de déposer sa détresse ?

L'écoute de situations difficiles requiert une certaine expérience et une capacité d'adaptation que tout le monde ne peut avoir (à cause de l'âge).

L'écoute peut être ce lieu de dépôt de la douleur de l'autre. Une fois que cette douleur a été entendue, l'appelant peut se sentir soulagé et réagir positivement à ce qui lui arrive.

L'écoutant peut chercher à faire alliance avec l'appelant, surtout s'il s'agit d'un enfant, chercher à le valoriser… L'équipe, quant à elle, est là pour contenir le trop émotionnel.

L'échange avec les collègues est, à ce moment-là, essentiel.

Un travail sur soi est indispensable. Les psychologues sont conduites par leur formation à commencer ce travail sur eux (elles)-mêmes (cure psychanalytique, travail psychothérapeutique). Une autre chose est sûre, c'est que l'écoute de tant d'appels apprend la modestie. On ne peut répondre à tout ni tout « *prendre sur le dos* ».

Si l'on devait dire quelles compétences sont essentielles dans ce travail, je dirais apprendre la patience, la tolérance, le respect, la disponibilité, l'acceptation de ses limites…

Les préjugés perturbent gravement une bonne écoute. On n'écoute plus l'appelant et ses explications. La cause est déjà « *jugée* » d'avance. La tentation est d'adopter des opinions toutes faites. Ce n'est pas surprenant, il boit, donc il frappe, par exemple. Or, dans une communication véritable, « *l'enjeu* » ne doit pas être tranché d'avance. Les clés sont, pipées et on n'écoute même plus les arguments de l'appelant.

L'égocentrisme, cette attitude qui consiste à se centrer sur soi, empêche de se mettre à la place de l'autre. Pour l'écoute, il vaut mieux combattre cette attitude.

La réplique incontrôlée (l'écoutant ne laisse pas l'appelant parler suffisamment) doit aussi être évitée de même que la critique pour la critique. Elle peut être plus destructrice que constructive. Savoir accepter des temps de silence est aussi un élément fort important dans l'entretien téléphonique comme de renoncer à vouloir à tout prix mettre des mots même si à certains moments, cela pourrait avoir sens.

L'ÉVALUATION DES DIRES DE L'ENFANT[7]

La question qui se pose est bien de savoir si l'on dispose ou non de moyens pour essayer d'objectiver un tant soit peu les données, livrées par un enfant qui fait une révélation.

En effet, les écoutants, en particulier, à l'Enfance maltraitée, peuvent être les premières personnes auxquelles des enfants racontent les abus sexuels qu'ils ont pu (éventuellement) subir et, comme nous le verrons, ultérieurement, ces écoutants sont dans l'obligation de transmettre ces récits au Parquet.

Au cours de ces dernières années, on a pu constater en Europe et en France l'augmentation des signalements d'abus sexuels sur enfants et celles de dénonciations d'actes de pédophilie. Est-ce à dire que les infractions sexuelles sur enfants sont plus fréquentes ? Que les tabous sociaux ont disparu ?

---

[7] Les lignes qui suivent sont extraites, en partie, d'un article paru dans la revue Forensic, sous le titre « Témoignages d'enfants: comment s'interroger sur leur crédit? » (n°10, B.Tison, 2002).

L'enfant est la principale victime de ces agressions et aussi, le principal témoin. Jusque très récemment, le monde des adultes (juges, policiers, médecins, éducateurs, parents…) avait du mal à prendre en compte sa parole. Il en fut ainsi dans l'affaire Ranucci (Perrault, 1978).

Le 3 juin 1972, dans une banlieue de Marseille, Maria Dolorès Rambla joue avec son jeune frère, Jean, en attendant l'heure du repas. Survient un inconnu qui leur demande de l'aider à chercher son chien. Les deux enfants acceptent. La fillette ne reviendra pas. Elle sera retrouvée quelques jours après, assassinée. L'enlèvement a eu comme témoin oculaire, Jean, le petit frère de la victime. Celui-ci ne sera jamais entendu par le juge d'instruction. Il est vrai que le garçon n'avait que 6 ans au moment des faits.

La suggestibilité des enfants

Les arguments avancés concernant l'audition des enfants mineurs portent tous sur leur suggestibilité. Les enfants sont considérés comme influençables, en conséquence de quoi leur témoignage n'a aucune portée. Tous, petits (3-4 ans), on les juge trop petits pour avoir quelque chose à dire. Plus grands (7 ans et au-delà), on s'interroge sur la véracité de leurs dires et on pense qu'ils fabulent le plus souvent. Beaucoup d'études et de travaux de recherche ont rendu compte de la suggestibilité des enfants témoins. Des experts ne disent pas autre chose à ce sujet. On peut rappeler le cri pathétique lancé par Varendonck, expert auprès du tribunal de Gand en 1991 : « *Quand renoncera-t-on dans les pays civilisés à entendre les enfants en justice* ? ». Un siècle plus tard, il est vrai que ce cri résonne d'une étrange manière ! Varendonck démontra alors que deux fillettes de 8 et 10 ans qui avaient été témoins du viol d'une camarade étaient dans l'impossibilité de rendre compte d'une manière précise des faits et lieux et, qui plus est, elles avaient été influencées par les enquêteurs de police. Dès lors, la suggestibilité fut considérée comme un trait de la personnalité infantile et il ne fut plus question d'interroger les enfants comme témoins.

Aujourd'hui où le témoignage des enfants est à nouveau pris en compte, où les policiers, les médecins, les psychologues recueillent tout élément que l'enfant peut avoir relaté, on continue à s'interroger sur sa suggestibilité. On s'interroge également sur la charge émotionnelle et l'anxiété que l'enfant peut avoir au cours des différents entretiens.

Avant d'évoquer quelques situations d'appels d'enfants, nous interrogerons la psychologie de l'enfant afin de déterminer en quoi les dires de l'enfant ont de la valeur. Un regard porté sur les recherches et les études ayant trait à la suggestibilité et à l'anxiété dans les situations de témoignages enrichira notre questionnement.

L'enfant est une personne

Les nombreux travaux des psychiatres, des pédopsychiatres, des psychologues nous ont conduits depuis l'après-guerre (1939-1945) à reconsidérer nos attitudes vis-à-vis de l'enfant, de ses dires et ses comportements. Qui ne connaît le fameux postulat de Dolto à propos des enfants : « *Le bébé est une personne, l'enfant est une personne* ». On ne peut plus voir l'enfant comme un « *objet* » dont on doit prendre soin – études sur l'hospitalisme – ou que l'on doit « *dresser* ».

L'enfant qui naît a une place, un rôle, une personnalité. Le temps de l'autorité paternelle absolue est fini et le temps de l'interdit comme norme, aussi. L'enfant peut se faire entendre, il peut communiquer. Il a gagné des droits. Tous les chercheurs attestent que la parole de l'enfant est à prendre au sérieux même si ce qu'il dit ne présente aucune gravité. L'enfant qui parle, même peu ou mal et quel que soit son âge, veut communiquer quelque chose tout comme l'enfant qui passe à l'acte. C'est bien faute de prêter attention à ce qu'il peut ou veut dire et aux actes qu'il pose, qu'on a pu laisser évoluer une situation qui pouvait se transformer en un véritable drame pour lui. Même tout petit, l'enfant qui ne maîtrise pas encore le langage peut révéler des choses. Leurs mamans appellent et questionnent pour savoir si ce que leur racontent leurs tout-petits doit être pris au sérieux (exemple : « *Maman, papa a touché quéquette ou zizi* »).

Les écueils à éviter

Le premier d'entre eux tient dans la particularité même de l'enfance. L'être humain n'atteint sa maturité que très tardivement. L'enfant n'a pas toujours confiance et peut se montrer très réticent vis-à-vis d'un adulte qu'il ne connaît pas, surtout quand celui-ci va l'interroger. De plus, ses capacités linguistiques sont limitées. Il peut dire « *oui* » et n'avoir pas compris ce que l'adulte lui disait. Sa mémoire est moins apte à gérer et à hiérarchiser les informations récentes de celles plus anciennes. L'enfant est en dépendance par rapport à l'adulte. Il peut se conformer spontanément à ce qu'il imagine être le désir de l'adulte. Il est aussi très suggestible (Lien social, n° 678, sept 2003).

Au fil des ans

Avant 8-9 ans, la psychologie nous apprend que l'enfant ne distingue pas ce qui est erreur et ce qui est mensonge. La vérité n'est pas pour lui quelque chose d'absolu mais quelque chose de relatif et variable. La vérité à cet âge s'appréhende à partir de ce que ses parents considèrent comme vérité. Ce n'est qu'ensuite que l'enfant commence à faire la part des choses, à travestir la vérité avec, parfois, la volonté délibérée de tromper. Il peut commencer à mentir à ses proches en ayant réalisé qu'ils ne pouvaient deviner ses pensées. Sa parole peut alors être un instrument de manipulation et d'influence. Il peut porter de faux témoignage. (Brel dans son film raconte le cas d'un faux témoignage d'enfant à l'égard de l'instituteur). Il n'empêche que quel que soit l'âge, ce que l'enfant ou l'adolescent a à dire, doit être écouté. Un enfant de 3 ans ne sera pas entendu de la même façon qu'un enfant de 10 ans et plus. L'enfant de 3 ans raconte spontanément, sans barrage.

L'enfant plus âgé a acquis la capacité de raisonnement et peut dire ou ne pas dire. En tout cas, dans l'une ou l'autre situation, ce que ces enfants auront à dire pourra s'avérer essentiel pour la suite du témoignage.

Les caractéristiques des témoignages d'enfants. Exemples de recherches

Deux caractéristiques ont principalement retenu l'attention des chercheurs : d'une part l'implication de l'enfant et d'autre part, la charge d'anxiété développée dans ces situations très spéciales.

Martin Holmes, Guth et Kovac en 1979, Cohen et Harnick en 1980, enfin, Koriat, de Goldsmith et Pansky en 2000, ont conclu à une plus grande suggestibilité des enfants âgés de moins de 6 ans. Dans la plupart des analyses, les enfants interrogés n'étaient que les témoins oculaires, autrement dit, des témoins passifs. Ce qui n'est pas la situation la plus fréquemment rencontrée par la justice où les enfants entendus ont été impliqués. L'implication amènerait les enfants à des inférences logiques. Elle rendrait plus exhaustif le rappel des évènements et améliorerait le souvenir de la position des objets dans l'espace (Selosse, 2001). Les premiers qui étudièrent l'effet de la participation sur les témoignages d'enfants sont Goodman et Reed en 1986.

L'implication de l'enfant dans la situation de témoignage

Goodman et Reed invitèrent des enfants de 3 à 6 ans et des adultes à interroger pendant 5 minutes une personne qu'ils ne connaissaient pas. Quelques jours plus tard, ces enfants et ces adultes devaient répondre à une série de questions pour certaines objectives, pour d'autres susceptibles de les induire en erreur. Ils devaient aussi reconnaître la personne pour laquelle ils avaient eu à interagir parmi un ensemble de photographies. Aux questions objectives, les enfants de 6 ans répondirent aussi bien que les adultes alors que les enfants de 3 ans présentèrent des performances plus faibles. Aux questions suggérant des informations erronées, les enfants des deux groupes s'avérèrent plus sensibles que les adultes. Ce sont toutefois les enfants de 6 ans qui reconnurent le mieux la personne avec laquelle ils avaient interagi. Venaient ensuite sur cette tâche les adultes, puis les enfants de 3 ans. Les participants devaient rendre compte de manière libre de la rencontre avec la personne, comment elle était, comment était la salle où avait eu lieu la rencontre…

Et là, les adultes fournirent des récits très complets. Néanmoins, ils commirent plus d'erreurs que les enfants. Cela conduisit à des conclusions plus nuancées sur la fiabilité des dires des enfants. Les enfants de moins de 6 ans apparaissaient toutefois plus suggestibles que les adultes.

L'anxiété de l'enfant

Les travaux portaient sur des situations moins anxiogènes que celles vécues par des enfants abusés. Les chercheurs devaient donc trouver un moyen d'appréhender plus précisément l'anxiété ressentie par les enfants tout en respectant la déontologie. Saywitz, Goodman, Nicolas et Moan (1991) ont interrogé 72 fillettes âgées de 5 à 7 ans à propos d'une visite médicale qu'elles venaient de passer.

La moitié d'entre elles a subi un examen anal et vaginal, l'autre moitié un examen de la colonne vertébrale. Toutes se sont retrouvées nues devant un adulte qui les a touchées. Une semaine plus tard, les enfants furent invitées à faire le récit de leur visite médicale à l'aide de poupées anatomiques et à répondre à quelques questions neutres dont certaines suggérèrent des informations erronées (exemple : combien de temps le médecin t'a-t-il embrassée ?). Les résultats obtenus montrèrent que les fillettes ayant subi l'examen anal et vaginal n'en faisaient pas état dans leur récit. Les fillettes qui n'avaient que l'examen de la colonne vertébrale ne laissaient jamais à penser qu'elles avaient pu subir un examen anal et vaginal. Ce qui permet de souligner qu'un enfant qui n'a pas été abusé n'inventera pas une telle expérience et qu'un enfant qui a été abusé n'en parlera pas spontanément. En revanche, si on utilisait les poupées anatomiques et qu'on interrogeait les fillettes, elles témoignaient des examens subis. Les chercheurs ont pu dire que les enfants n'inventent pas d'abus s'il n'y en a pas eu mais ils n'en disent rien non plus s'il y en a eu. Ils sont capables d'inventer des attouchements imaginaires. Un autre chercheur, Peters, va montrer en quoi l'anxiété rend moins exacts les témoignages d'enfants. Il mène une première étude

(1987) auprès d'enfants de 3 à 8 ans qui se sont rendus chez le dentiste. Des épreuves de reconnaissance, puis de mémoire, quelques jours, voire quelques semaines après, vont être effectuées auprès des enfants. Par ailleurs, les parents de ces enfants seront sollicités pour évaluer leur anxiété (au cabinet dentaire, à domicile). Les résultats montreront que les enfants sont plus anxieux au cabinet dentaire. Peters effectuera une autre étude (1991) toujours à propos de l'anxiété de l'enfant. 64 enfants seront, cette fois, invités à participer à une recherche sur leurs caractéristiques physiques et intellectuelles. Des mesures comme la pression sanguine et le pouls seront prises en vue de contrôler l'anxiété. En même temps que les enfants passaient les épreuves, une moitié d'entre eux entend une alarme d'incendie, l'autre moitié une radio. Des deux études, Peters attira l'attention sur l'impact de l'anxiété chez l'enfant dans une situation précise. L'enfant semble moins résistant à la suggestibilité et moins se souvenir des faits quand il est trop anxieux.

Au final, la participation des enfants aux événements conduit à des souvenirs assez fidèles quand les enfants sont plus âgés. Le degré d'anxiété, le délai entre l'évènement et l'entretien comptent comme facteurs non négligeables et doivent être pris en compte. Les enfants résistent bien aux suggestions visant à les amener à prétendre à des abus sexuels.

Autres recherches

Il existe bien d'autres recherches pour mesurer l'incidence des conditions dans lesquelles les enfants sont auditionnés. L'enfant sera entendu par un policier, un juge et un avocat. Aucun texte n'existe sur la façon d'interroger les témoins dans le code de procédure pénale français comme dans le Code d'instruction criminelle. Aucune information n'est donnée concernant les suggestions d'informations erronées. Or, la situation de témoin pour un enfant peut favoriser ce genre d'acceptation des informations suggérées.

Binet (1905) affirmait que les enfants étaient plus soumis aux pressions sociales et donc plus susceptibles. Zaragoza *et al.* (1987) ont proposé l'expression de « *sensibilité au contexte* ».

Confronté à de nouvelles situations, le témoin qui se remémore une situation de témoignage peut avoir le sentiment d'incertitude et le besoin de s'en remettre à autrui pour évaluer la pertinence de ses souvenirs. Dans ces circonstances, il pourra être amené à admettre des suggestions fausses : l'enfant plus que l'adulte.

De nombreuses expériences conduites par Ceci, Ross et Taglia (1987) sur des enfants de 3-4 ans, 5-6 ans, 7-8 ans, 9-10 et 11-12 ans, vont montrer que les tout-petits sont plus suggestibles que leurs aînés. Si ce sont des enfants qui informent leurs pairs d'une manière erronée, il n'y aura guère d'incidence. En revanche, s'il s'agit d'un adulte, l'enfant sera plus sensible à de fausses informations. Ceci *et al.* expliquent ce résultat comme le fruit d'un « *effet de prestige* ». Les enfants se sont conformés à l'attente d'une figure d'autorité adulte, hautement crédible à leurs yeux (effet Pygmalion – Rosenthal)[8].

En définitive, les recherches actuelles aboutissent quasiment aux mêmes résultats que celles formulées il y a un siècle à une nuance près et qui est capitale, c'est que les enfants ne sont plus considérés comme nécessairement plus suggestibles que les adultes. Les conditions mêmes dans lesquelles l'enfant est interrogé ont aussi leur importance sur le témoignage. Les récits libres sont plus précis mais moins complets que les témoignages obtenus par questions/réponses. Plusieurs indicateurs sont importants à considérer si on veut que le témoignage de l'enfant soit opérationnel.

Une méthodologie pour interroger l'enfant

Pour interroger l'enfant, il importe que les questions soient comprises des enfants, qu'elles soient adaptées et que le contexte soit chaleureux et confortable. Les poupées anatomiques sont un bon outil en matière de témoignage relatif aux abus sexuels (Jones, 1987). Certains termes ne sont pas compris même dans leurs représentations par les enfants de

---

[8] Les lignes qui suivent sont extraites, en partie, d'un article paru dans la revue *Forensic*, sous le titre « témoignages d'enfants : comment s'interroger sur leur crédit ? » (N° 10, B. Tison, 2002).

moins de 10 ans : cour de justice, par exemple. Il y a une méconnaissance du vocabulaire juridique. La grande crainte vis-à-vis du système juridique n'est pas sans incidence sur les témoignages fournis par les enfants. La Grande-Bretagne, l'Australie et les USA ont élaboré des brochures explicatives. Au Canada, un service d'aide aux témoins a été mis en place. On n'en est pas encore là en France hormis l'audition filmée du témoignage de l'enfant qui évite la répétition des interrogatoires (article 706-52 de la loi du 17 juin 1998 qui dispose que « le *procureur de la République, le juge d'instruction ou l'officier de police (OPJ) chargé de l'enquête agissant sur commission rogatoire peut requérir toute personne qualifiée pour procéder à l'enregistrement* »).

Certes, les témoignages d'enfants restent fragiles. Mais le refus de les entendre n'est plus une réponse ; l'expression populaire « *La vérité sort de la bouche des enfants* » n'est peut-être pas à prendre au premier degré. On ne peut penser que, seul, l'enfant détiendrait une réalité que les adultes doivent mettre à jour selon une vision idyllique. Il s'agit de ne pas rejeter a priori la possibilité qu'a l'enfant de contribuer à établir une vérité. Les capacités cognitives, mnésiques, augmentent avec l'âge mais la capacité de mentir, également. Il reste fort à faire pour que le témoignage d'enfant soit pris en compte sérieusement, à présent que l'on a mesuré qu'il pouvait être digne de foi.

Des indicateurs à prendre en compte dans le témoignage d'enfants quand il y a suspicion d'abus sexuel

Trois critères sont à retenir : des indices physiques, des connaissances sexuelles inhabituelles à l'âge de l'enfant concerné, des récits qui concordent au fil du temps. Plusieurs facteurs peuvent avoir des conséquences sur l'enfant : un divorce, un milieu familial qui offre de nombreuses stimulations, un trouble psychologique, un désir de punir un adulte haï. Pour l'entretien lui-même, il est bon de faire attention à un certain nombre de choses telles que : l'environnement (confort, calme), l'évitement de toute nuisance (appel téléphonique, visite pendant l'entretien), le choix du sexe de l'enquêteur, les questions qui doivent être claires et compréhensibles pour l'enfant.

Il existe un certain nombre de règles conversationnelles, à savoir : un enfant ne contredit pas un adulte. Il répond : « *oui* ». On doit aussi se poser la question de savoir si le parent doit être présent ou non. Bien sûr, il faut veiller à une attitude chaleureuse de réassurance à l'égard de l'enfant.

À l'écoute, les choses se passent différemment. Puisque l'appelant ne voit pas l'écoutant(e), il peut lui raconter des faits réels tout comme il peut lui raconter des faits produits par son imagination. Tout dépend de son âge, du contexte dans lequel il évolue.

Une collègue s'est retrouvée requise pour aller témoigner en justice pour une enfant de 7 ans environ qui avait téléphoné un matin, un laps de temps très court (le temps de donner quelques indications de lieu...). Parfois, un même récit apparemment semblable n'est qu'un « *bluff* ».

Beaucoup de parents demandent des informations sur l'âge où la parole de leur enfant est fiable, s'inquiétant de certains propos qu'ils peuvent tenir, même petits.

Créditer la parole de l'enfant n'est pas facile au téléphone. Le SNATED a pu rappeler différents indices de crédibilité à prendre en considération dans un appel à contenu (danger potentiel) :

– la qualité de l'appelant ;

– la position de l'appelant au regard de l'anonymat ;

– la richesse de l'information recueillie et, en particulier, l'âge du ou des mineurs concernés ;

– les motivations de l'appel ;

– la connaissance de la situation par d'autres administrations ;

– l'intervention d'acteurs divers dans la démarche en direction du service ;

– la vérification de certaines informations communiquées ;

– la tonalité du récit.

Cela peut permettre de sortir de l'alternative « *Est-ce un mensonge ou est-ce une situation réelle ?* ». Les limites de l'outil téléphonique sont là car si le téléphone autorise l'évaluation d'un appel, en aucun cas, il ne permet l'évaluation d'une situation. Seule l'enquête qui suivra validera ou non l'appel suite au signalement qui aura été fait.

LE SIGNALEMENT[9]

MISSION DU SERVICE NATIONAL DE L'ENFANCE EN DANGER

Le service national de l'enfance en danger a pour mission la transmission d'appels de situations à risque. L'anonymat ne facilite pas toujours l'échange quand il y a nécessité de transmission. En effet, l'échange doit être identifié. En général, les appels d'enfants ne donnent pas lieu à des interventions effectives. En ce qui concerne les adultes qui téléphonent pour signaler une situation de maltraitance, s'ils sont disposés à coopérer pour cette situation, l'écoutant devra faire préciser les détails importants pour saisir la situation.

Diverses affaires, il y a quelques années en arrière, ont été portées à la connaissance du grand public. Les médias comme les journaux s'en sont fait les relais dénonçant l'insuffisance des institutions sociales et demandant comment un signalement des services de la protection sociale de l'enfance n'avait pu être réalisé, pouvant ainsi anticiper les conséquences dramatiques. Pour mémoire, nous évoquerons brièvement ces affaires. Il s'est tout d'abord agi de deux situations différentes qui se sont passées en Alsace, à une semaine d'intervalle, pendant l'été 2004. L'une comme l'autre de ces situations a eu pour conséquence la mort d'enfants.

Dans la première situation, l'enfant avait près de 10 ans et était attaché et battu par les siens. Dans la deuxième situation, l'enfant était un nouveau-né et la mère l'a tué.

Pendant le même été, l'affaire de Drancy en Seine-Saint-Denis (93) a, à son tour, défrayé la chronique. Une gardienne d'immeuble apercevant 3 enfants qui marchaient pieds nus dans la rue, vêtus pauvrement, s'inquiète et comprend qu'il faut signaler ce qu'elle vient de voir. Le constat des policiers et des

---

[9] *Éthique et santé*, 2, p. 67-71, B. Tison, Paris, Masson Elsévier.

enquêteurs est accablant : les enfants vivent dans des conditions sociales et hygiéniques désastreuses. Les volets de l'appartement sont toujours clos selon les voisins. L'appartement est rempli d'immondices et les boîtes, sacs-poubelle s'entassent de telle sorte qu'il semble impossible de s'y déplacer. Les parents des enfants sont au chômage. Les voisins ne les fréquentent pas. Ils apparaissent très isolés. Ce qui est sûr, c'est que la situation ne s'est pas dégradée en un mois. L'appartement est pourtant bien entouré puisqu'au bas de l'immeuble, il y a un commissariat, à 100 mètres, un centre de protection maternelle et infantile (PMI) et en face, une école maternelle. Aucun de ces établissements n'est intervenu.

La question qu'on est en droit de poser est : comment a-t-on pu en arriver là ? Quid du suivi des familles quand elles sont refusées ?

Le cloisonnement des services

La réponse donnée en guise d'explication est qu'un signalement a bien été fait au service de l'Aide sociale à l'enfance, mais que les locataires de l'appartement n'ont pas ouvert à l'assistante sociale et qu'un autre signalement a atterri sur le bureau de l'inspection sociale, mais que là encore, le signalement n'a pas abouti.

Chacun travaille dans son secteur. Le partenariat ne fonctionne pas assez, ou s'il fonctionne, il se fait difficilement et les transmissions n'arrivent pas toujours en temps et en heure.

La dernière affaire médiatisée de cette année 2004 est celle du petit Samir, décédé aussi suite à des coups donnés par l'oncle. L'enfant, d'abord placé chez une tante, aurait été frappé par elle. Un signalement a alors été effectué, mais le père a décidé d'envoyer l'enfant loin de chez cette tante qui vit à Saint-Étienne. On peut se demander si le père a pris peur de la convocation des services de la protection de l'enfance ou s'il a préféré éloigner l'enfant de cette tante qui le battait. L'enfant est arrivé chez son oncle qui, lui, demeure à Montauban. Le sort de l'enfant n'ira pas en s'améliorant chez l'oncle puisqu'il va à nouveau être frappé et les coups vont avoir raison de l'enfant. Il meurt suite à une hémorragie interne, provoquée par les coups. L'enfant était allé en classe quelques jours auparavant et un signalement, là aussi, avait été fait mais l'enfant n'était pas revenu à l'école. Les voisins disent n'avoir jamais aperçu ni entendu l'enfant. Les signalements ont bien été faits mais n'ont pu aboutir. La coordination entre les services d'un département à l'autre est-elle à revoir ? Quand un enfant va à l'école, puis n'y va plus, n'y aurait-il pas moyen de faire le lien avec les services sociaux pour connaître la cause de son absence ?

D'autres affaires concernant toujours la maltraitance, plus précisément la maltraitance sexuelle sur enfants et adolescents, sont largement relayées et commentées dans les journaux et les médias.

Cette médiatisation nous interpelle de différentes façons : la maltraitance serait-elle en augmentation ces dernières années ? Il semblerait que « *oui* » (en attendant les études épidémiologiques du nouvel observatoire de la maltraitance) car il n'est pas un jour où la maltraitance ne fait l'objet d'un plateau télévisé ou la « *une* » des quotidiens (infanticides, procès de parents bourreaux…).

L'on peut se demander si à travers la médiatisation, la maltraitance n'est pas devenue un produit « *commercialisable* » comme d'autres produits de consommation.

On a pu dire que le crime fait recette. Serait-il actuellement en passe d'être relayé par la maltraitance à enfants ?

Parler plus souvent des affaires de maltraitance conduit-il les gens à parler plus ouvertement ? Le fait de dénoncer, l'absence de solidarité ou la négligence de chacun, fait-il craindre aux gens qui savent et se taisent la sanction ? (loi de non-assistance à personne en danger de 1989 qui implique le signalement de tout témoin d'une maltraitance sur enfant). Là encore, on peut se demander si le fait de téléphoner à des services médiatisés ne vous transforme pas en héros d'un jour.

L'obligation de signalement

Tout cela a pu interroger l'écoutante que nous avons été au service de l'enfance maltraitée puisqu'une part du travail reposait sur des appels anonymes concernant des situations fort heureusement pas toujours aussi dramatiques et que l'une des missions que le service exige est de signaler soit à l'Aide sociale à l'enfance soit au Parquet les affaires qui rejoignent celles citées plus haut. En effet « *Allô, Enfance maltraitée* » est, dans le champ de la téléphonie sociale, l'unique service émanant d'une décision législative, ce qui lui confère des obligations légales. La loi du 10 juillet 1989 a donc confié au SNATED quatre missions spécifiques :

1. Accueillir les appels d'enfants victimes de mauvais traitements et de toute personne confrontée à des situations de maltraitance, et ce, pour aider au dépistage des situations de maltraitance à enfants et faciliter la protection des mineurs en danger.

Transmettre les informations concernant les enfants maltraités ou présumés l'être aux services des Conseils généraux compétents ou signaler directement au Parquet les informations qui le justifient ;

2. Agir au titre de la prévention des mauvais traitements à enfants ;

3. Conduire une étude épidémiologique sur l'évolution du phénomène.

Autrement dit, si l'écoutant (psychologue, juriste, médecin, travailleur social, éducateur) ne signale pas un appel concernant une situation de maltraitance avérée, que la situation est d'ordre psychologique, physique, sexuel, il encourt blâme et mise à pied du service, voire davantage.

Les appels nombreux ne sont pas toujours simples à décoder. Une évaluation peut s'effectuer avec beaucoup de difficultés quand l'appelant ne veut pas donner d'adresse ou encore, quand il exige que lui soit laissé un délai.

Que dit la littérature sur le signalement ?

Le mot « *signalement* » comme il est donné dans le Robert signifie « *la description physique d'une personne qu'on veut faire reconnaître* ». Le mot « *signaler* » a plusieurs significations : annoncer par un signal (le cycliste qui veut tourner), faire remarquer ou connaître en attirant l'attention, dénoncer pour faute commise et encore, se faire remarquer, se faire reconnaître. La signification qui nous pose problème est celle de la dénonciation pour faute commise.

Les appelants à l'enfance maltraitée ne savent pas quoi faire ou ne savent plus quoi faire et appellent le numéro vert gratuit. C'est pratique et facile d'accès : on voit quelque chose et on appelle. La conscience est soulagée. On peut continuer à vivre. Même si la situation n'exigeait pas de signalement. Longtemps, la France a défendu le droit privé des familles au point que si problème il y avait, il était réglé en vase clos. Ne disait-on pas à l'époque : « *Laver son linge sale en famille* » ?

Ce qui fait que, dans certaines situations, la loi du plus fort a pu s'exercer en toute impunité.

La loi de 1972 (autorité parentale partagée) et celles qui ont suivi ont commencé à changer la donne du paysage législatif, le paysage social s'étant, lui aussi, transformé.

La place de la femme et son rôle d'autorité ont commencé à être reconnus. Plus jamais les choses ne pourraient advenir comme par le passé. Il a fallu attendre la décennie 1980 pour voir qu'une femme battue, violée, pouvait être enfin reconnue comme victime. Il en sera de même pour les enfants maltraités à partir de la Convention internationale des droits de l'enfant, ratifiée en 1989. Tout n'est pas réglé pour autant. D'autres problèmes se font jour qui montrent combien les mentalités évoluent lentement à la différence des techniques.

La téléphonie au service du signalement des enfants maltraités

Les politiques ont compris l'intérêt d'utiliser les téléphonies pour appliquer leur politique de protection de l'enfance en danger. Non seulement, l'appel vers un téléphone d'urgence peut sauver la vie d'un suicidant mais l'appel pour signaler la situation d'un enfant maltraité ou pour signaler une situation d'enfermement, peut avoir les mêmes bienfaits concernant les enfants qui ont parfois bien des difficultés à s'exprimer librement.

Une ligne téléphonique à l'usage des enfants et des adolescents afin qu'ils puissent appeler en cas de difficultés et conserver leur anonymat a pu être mise en place en 1990.

Si cette ligne est d'abord destinée aux appels d'enfants et d'adolescents, nombreux sont les adultes qui appellent soit pour signaler soit pour avoir un avis sur une situation difficile.

Ces adultes viennent de tous les horizons sociaux. Ils peuvent être acteurs dans le cadre de la protection de l'enfance (travailleurs sociaux, magistrats, avocats, médecins, infirmiers, psychologues…). Il peut s'agir d'un enfant en réelle situation de danger comme il peut s'agir d'une situation fictive. Les appelants peuvent devenir des dénonciateurs par vengeance ou perversité.

Les services sociaux, de leur côté, ont trouvé comment asseoir leur signalement quand ils ne sont pas assez sûrs d'eux-mêmes : ils invitent les familles à appeler le numéro de l'enfance en danger et l'écoutant se trouve forcé par les services sociaux à établir parfois un signalement qui n'a peut-être pas sa raison d'être. L'on est en droit de s'interroger. Le signalement est-il quelque chose d'anormal, faut-il réfléchir davantage aux conditions de signalement ? Plusieurs situations vont nous montrer la difficulté de trancher d'une manière précise. Certains appels méritent un signalement tandis que d'autres interrogent les écoutants, les travailleurs sociaux sur le terrain, les psychologues qu'il s'agisse de thérapeutes déjà engagés dans un accompagnement, de médecins, voire de juges.

Signalement ou non-signalement ?

Les nuisances de voisinage

Certaines personnes peuvent appeler pour dénoncer un de leurs proches ou un voisin ne supportant pas certains bruits ou réglant ainsi leur compte par tiers interposé. Ils sont capables de monter une histoire bien construite mais entièrement fausse. Ce qui ne facilite pas la tâche de l'écoutant qui, dans l'obligation de signaler, craint toujours de passer à côté d'une situation réelle et potentiellement dangereuse.

Les limites de la téléphonie

Tous les appels révèlent ou non des situations dramatiques. L'écoutant doit faire preuve d'une très grande disponibilité et adaptabilité envers ceux ou celles qui appellent. Il reste néanmoins des limites dans l'utilisation du téléphone pour faire un signalement. L'écoutant n'est pas face à l'appelant. Peut-être des indicateurs vont-ils lui faire défaut ?

Tout est dans la fiction en quelque sorte et pourtant la réalité est bien en arrière-plan.

Et du signalement

Bien plus, un signalement peut mettre à mal une famille qui avait commencé à faire un certain effort pour contrer la violence ou la maltraitance en son sein. L'on peut citer cette histoire où un couple reçoit une convocation suite à un signalement fait concernant leurs deux adolescents.

Leur réaction est très forte en recevant la convocation pour maltraitance sur enfants. Ils disent ne pas comprendre. Ils se sont, eux-mêmes, sortis de leurs parcours chaotiques, vécus dans leur enfance (abusés tous les deux par leurs proches, placés en foyer de l'aide sociale à l'enfance…). En se mariant, ils ont décidé que jamais cela n'arriverait à leurs enfants. Ils ont tout fait, à leurs yeux, pour donner une bonne éducation à leurs filles. Elles vont au collège… Or, voilà qu'on les avertit que leurs filles sont en danger. Ce qui pour eux annule immédiatement tout l'effort d'éducation qu'ils ont pu opérer envers elles. Tout est mis à mal par ce signalement. Ils vont jusqu'à dire : « *Ce serait à recommencer, je ne sais pas si nous ferions l'effort, car il a été coûteux et on nous accuse au lieu de voir cet effort et de nous conseiller.* »

Certains médecins, certains thérapeutes accompagnent parfois des personnes au passé douloureux (maltraitances en tous genres) et ne veulent pas parler sans la participation de leurs patients, pas toujours prêts à vouloir aller au commissariat, voire en Cour d'assises.

Les signalements sont aussi mis en route, lors de campagnes concernant les abus sexuels. Pourquoi pas ? Mais l'accompagnement des appelants ne se fait pas. Signaler est une chose et un bon outil de prévention. Le téléphone sert de courroie de transmission mais le signalement non suffisamment accompagné et la téléphonie où l'écoutant doit prendre toutes les situations et les transmettre sans contact avec le terrain posent question.

« *La publicité attise la curiosité des immatures et excite les pervers sexuels. Certains reconnaissent que plus les médias en parlent et plus ils ont envie de passer à l'acte [...].*

Il serait plus judicieux de se demander pourquoi la société entretient des "comportements sexuels immatures et infantiles" ». Bon nombre de thérapeutes sont d'accord sur l'inutilité des campagnes télévisées concernant les abus commis sur des mineurs. Ils soulignent même les conséquences inopportunes qu'elles peuvent déclencher. Ces campagnes ne manipulent-elles pas certains auditeurs, ces mêmes immatures et pervers ?

Elles laisseraient plutôt croire que le problème est réglé alors que rien n'est réglé. Si à apaisement il y a suite à la remontée émotionnelle ravivée, on voit combien la culpabilité peut suivre des aveux. Ces campagnes augmentent les appels des personnes à ce moment-là. Leur confiance est en jeu [...]. Il est peut-être temps de s'interroger sur "*le tout sexuel*" et comment il passe dans les médias » (dans *Soins psychiatrie*, Tison, 2003).

Les limites de l'expérience

Elles sont liées au travail répétitif et peu constructif dans la mesure où il a été fort fractionné. L'écoutant n'a pas accès aux services de département, directement. Il doit toujours en référer à un coordinateur. Nous sommes dans un travail qui a évolué vers un taylorisme qui ne se dit pas (chaque acte de l'ensemble du système est individualisé pour obtenir une meilleure rentabilité). L'on peut également parler d'un travail protocolisé[10] qui ne demande guère de réflexion. L'écoutant a,

---

[10] Le protocole est une procédure établie pour chaque acte soignant. Il doit être suivi très scrupuleusement.

seul, la maîtrise de l'appel. Mais la suite de l'appel ne lui appartient plus. Comme s'il avait fallu estampiller le travail réalisé, l'avaliser en quelque sorte et le mettre au même niveau que tout ce qui se fait par ailleurs.

Alors qu'il est bien évident que le principal intérêt de ce genre de service est l'écoute qui en est le cœur même. Peut-on contrôler autant ce qui se dit, ce qui fait vivre les autres services au détriment de bien d'autres choses de qualité qui se perdent de cette façon ?

Les deux services SNATED et ONED vivent grâce à ces téléphonies et aux écoutants qu'ils soient psychologues ou juristes ou autres qui les utilisent. Sans les écoutants, les deux services perdent leur raison d'existence !

La non-possibilité d'ouverture de ces services est aussi une des limites de l'expérience. Nous verrons qu'en Russie, les psychologues font tourner des consultations dans le même temps où elles travaillent dans les téléphonies. L'un n'est pas exclusif de l'autre. Ce qui laisse à penser qu'un service comme le SNATED aurait pu être organisé tout à fait différemment. L'on sait que le choix politique a joué en restreignant les objectifs. Comme c'est souvent le cas dans notre pays, d'autres services ont été créés pour défendre les enfants. L'on aurait pu imaginer un service à multiples facettes. Ce qui aurait enrichi le service lui-même et aurait permis à certains professionnels de s'y retrouver davantage.

Enfin, l'envahissement des lignes par des appels pervers significatifs des fantasmes qui traversent certains appelants use à la longue l'écoute. Le professionnel peut s'interroger à juste titre pour savoir quel est l'intérêt de conserver 24 h/24 la gratuité d'une ligne occupée les nuits par ces appels.

SIXIÈME PARTIE

Place et rôle des psychologues dans les téléphonies médico-sociales en France. Rencontre avec d'autres psychologues dans les téléphonies. L'exemple de l'Oural

PLACE ET RÔLE DES PSYCHOLOGUES DANS LES TÉLÉPHONIES EN FRANCE

Place

Nous l'avons déjà évoqué précédemment : la place des psychologues dans les téléphonies médico-sociales en France est loin d'être négligeable. Non seulement, elles sont majoritaires (par le nombre) dans certains services d'écoute, mais leur formation les conduit naturellement vers ce genre de travail qui exige certaines compétences et certaines qualités.

On les trouve autant dans les services de la maltraitance (SNATED) que pour répondre aux adolescents (Fil santé Jeunes) ou que dans les services plus spécialisés (Sida info service), alma mater (personnes âgées)…

Rôle (exemple du SNATED)

Le rôle joué est, en revanche, en décalage avec la place occupée et ce que les psychologues peuvent représenter. Chez les responsables des téléphonies, on retrouve une certaine peur d'une écoute non contrôlable et d'un travail non mesurable. On peut d'ailleurs s'interroger sur les représentations qu'ils ont de la psychologie.

Une des façons de contrôler le travail des psychologues, en particulier, va être de le canaliser sur tous les plans. Aucun rôle de responsable ne leur est attribué dans les deux services. Le travail d'écoute est programmé selon un protocole informatique (qui apparente de près ou de loin le service à un service technique de conditionnement). La coordination veille à la bonne marche du plateau d'écoute. Des normes sont imposées comme un temps d'écoute à ne pas dépasser. Ce qui permet la rentabilité et la productivité avec un nombre important d'appels pris.

Comme on a pu l'écrire, Balandier dans son dernier ouvrage (p. 249, 2008) « *toutes les sociétés ouvertes par les technologies et leur performance croissante, par l'effacement apparent des idéologies de fermeture, par l'accès technique aux nouvelles formes du débat public, ne sont-elles pas aussi, autrement, des sociétés fermées de façon moins manifeste* ? ».

« *À vrai dire, la société hautement technicisée, sur-moderne, tend à devenir une société de surveillance réciproque. D'un côté, le pouvoir, tout pouvoir, dispose des systèmes principaux qui permettent d'exercer la surveillance en tous lieux, en toutes circonstances, dirigée vers les foules, les collectifs, les individus...* ».

L'on peut penser que l'organisation d'un tel service est loin de ce qu'évoque Balandier. Ce n'est pas si sûr. La maltraitance des enfants concerne tous les individus d'une société.

Vouloir cadrer les échanges entre écoutants et appelants semble bien correspondre à cet effacement voulu du sujet au détriment d'un objet quantifiable et normé. Les théories quantifiables existent. Elles ont fait leurs preuves et pèsent sur les orientations sociétales que peuvent prendre une politique et une philosophie de la protection de l'enfance.

De ce « *nouvel âge* », comme le désigne Balandier, il y a urgence à explorer « "*les nouveaux mondes*" *qui se font, d'être moins étrangers à ce qu'ils sont afin d'avoir une prise plus réelle sur les ruptures qu'ils effectuent de leur propre mouvement* ».

UNE FORMATION COMPLÉMENTAIRE

Malgré une formation centrée principalement sur la communication et l'écoute que l'on a pu rappeler au début de cet ouvrage, le (la) psychologue recruté(e) dans les services de téléphonie médico-sociale est tenu(e) de compléter sa formation universitaire.

Sur une période de 15 jours, il (elle), psychologue ou non, apprendra les quelques repères indispensables à son futur travail.

La formation inclut une réflexion à partir d'appels, d'informations juridiques et un travail en double écoute avec un écoutant sur le site.

Lorsque nous avons été embauchées (première équipe du SNATED), en janvier 1990, nous avons pu suivre une formation à l'École des parents, l'EPE (l'organisme avait mis en place une des premières lignes d'écoute).

Nous avons travaillé sur des appels potentiels, jouant alternativement le rôle de l'écoutant et celui de l'appelant. Nous avons eu droit à des informations juridiques, aux textes législatifs, aux textes de loi sur la protection de l'enfance, à une approche des diverses organisations de la protection de l'enfance, dans notre pays (Aide sociale à l'enfance, juge des enfants…). Ce qui est bien utile pour mieux comprendre le champ de la protection de l'enfance.

La formation à la restitution de l'écoute des appels a pris, elle aussi, une grande importance. Quand on sait que c'est elle qui fait durer l'entretien et permet l'intervention sociale dans une situation de maltraitance déterminée, on comprend qu'elle prenne sa place dans la formation.

L'écriture représente le gage de fidélité pour la transmission d'un discours. Elle fait suite au travail d'écoute où l'écoutant a pu discerner ou non les éléments de danger pour un enfant ou un adolescent. La rédaction ne comprendra pas intégralement ce qui s'est dit ou entendu mais les éléments pertinents de danger concernant l'enfant. Les questions que l'écoutant va être amené à poser, avant toute restitution, vont concerner autant son âge, son sexe, sa famille.

S'agit-il d'une fugue, d'une tentative de suicide, d'un placement, d'un acte de délinquance ? Où en est-il actuellement ? Qui peut lui venir en aide ? De quoi parle-t-on ?

Quelle est l'identité du psychologue à l'écoute

Qui est-il ? Est-il toujours psychologue dans son travail d'écoutant ?

La pratique n'est pas épuisée par le savoir existant toujours partiel et dans un certain nombre de services, les pratiques n'ont souvent pas de rapport avec ce qui a été appris (Bourguignon, 2003, p. 123). La pratique psychologique, en effet, se situe très majoritairement dans une réalité émotionnelle, sociale, administrative qu'il faut savoir apprécier car ces réalités la contraignent. Elle varie beaucoup selon le terrain où elle s'exerce. Elle met au contact d'autres catégories de professionnels avec lesquels il faut apprendre à travailler. Ce qui est bien le cas au SNATED ou encore à Fil santé jeunes.

« *Le psychologue fait respecter la spécificité de son exercice et son autonomie technique. Il respecte celles des autres professionnels* » Code de déontologie. Chap. 2, art. 6.

Quand D. Lauru, psychiatre, qui travaille auprès des équipes d'écoute de l'EPE, parle d'écoute clinique à propos de l'écoute des professionnels de l'EPE, il invite les psychologues à s'approprier un travail différent de celui qu'ils peuvent exercer sur le terrain. Il est l'un des aspects du travail potentiel d'un psychologue.

Dans les services de téléphonie médico-sociale, on a pu noter que le statut de psychologue était respecté dans un certain nombre d'entre eux. Dans d'autres, en revanche, il est « *tu* ». C'est le cas du 119.

Tout le travail de protocoles mis en place autour de l'écoute (fiche d'appel, fiche de compte rendu) s'est fait grâce aux psychologues. Ce même travail est contrôlé par des responsables qui ne sont pas des psychologues mais appartiennent au monde de la gestion. Bien plus, la réflexion, menée au ministère, autour de l'écoute dans les différentes téléphonies, a été faite par des non-psychologues (assistantes sociales, conseillère familiale...). L'objet de leurs rencontres a été de mettre sur pied tout un référentiel pour un nouveau métier, celui d'écoutant dans les téléphonies médico-sociales. Pour le moment, les services téléphoniques gardent leur statu quo.

Mais tout un chacun n'est pas sans ignorer que l'histoire sociale évolue, que les métiers évoluent également et que de nouveaux métiers peuvent naître.

Ce qui ne nous interdit pas de redire que les psychologues dans les téléphonies apportent une ouverture et une réflexion héritées de leur formation. Si le référentiel établi pour un nouveau profil d'écoutant était appliqué, il ferait perdre, on peut le penser, en qualité et en éthique, toute la richesse des services actuels qui continuent de s'appuyer sur ce travail des psychologues.

La question du sujet demeure entière : peut-on rentabiliser ce qui n'est pas de l'ordre du mesurable ?

Une écoute, un échange grâce au téléphone des services comme le 119 appartiennent à ce champ d'une rentabilité autre. Vouloir à tout prix les transformer peut conduire au résultat inverse et faire disparaître ce type de services qui a fait ses preuves.

DANS LE CADRE DE FRANCE-OURAL (URSS)

L'association France-Oural est une association loi de 1901, fondée par D. de Kochko. Elle œuvre à établir des relations entre la France et la Russie dans différents domaines aussi bien industriels que scientifiques ou artistiques.

Dans les années 2003-2004, un programme d'échanges des savoirs et des pratiques dans le champ des sciences humaines a pu voir le jour.

Les responsables du téléphone de la Confiance, de l'Université et de la mairie d'Ekaterinbourg, des représentants de l'Association France-Oural ainsi que des psychologues, des médecins français ont pu participer à ce programme.

Les objectifs du programme étaient de donner un aperçu sur ce qui existait en France en matière de prévention et de lutte contre toutes sortes d'addictions possibles (alcool, tabac, drogues), d'évoquer comment les téléphonies médico-sociales fonctionnaient et comment ces services pouvaient à leur façon répondre aux violences en tous genres de la société.

Nous avons été, nous-mêmes, associées au programme en tant que psychologue et psychologue travaillant dans une téléphonie (le 119).

Après une conférence donnée sur la prévention et la prise en charge des toxicomanies en France, nous avons été chargées d'animer des ateliers qui ont porté successivement sur les urgences, les violences, l'organisation des services de téléphonie…

Le contexte de l'Oural (d'après le rapport de I. de Kochko)[11]

La période de la Perestroïka en Russie (dès les années Gorbatchev, 1986) a fait naître une efflorescence de projets et d'initiatives dans tous les domaines. Dans celui de l'innovation sociale, certains ont tenté de répondre aux besoins d'une population très fragilisée, économiquement et socialement.

L'association du « *téléphone de la Confiance* » a été créée en Oural en 1996 et est financée en partie par la ville d'Ekaterinbourg (région de Sverdlovsk). Ekaterinbourg compte 1,5 million d'habitants. C'est une des principales villes de Russie, située dans une région industrielle qui a été au cœur du développement de la Russie depuis Pierre Le Grand, mais qui en paie le prix en termes de détérioration de l'environnement notamment. La région a été particulièrement frappée par l'abandon de la course aux armements qui a provoqué l'effondrement militaro-industriel, principale activité et source d'emplois (souvent hautement qualifiés) pour les habitants.

---

[11] Ce texte s'appuie sur le rapport de I. de Kochko, psychologue, psychanalyste, vice-présidente de l'association France-Oural.

Le téléphone de la Confiance

Le téléphone de la Confiance est un numéro d'appel gratuit qui fonctionne 24 h/24 et qui est tenu par des psychologues et juristes bénévoles, dispensant soutiens et conseils, principalement en ce qui concerne la défense des droits des enfants. Ce numéro s'adresse aux jeunes toxicomanes et aux jeunes en difficulté sociale et familiale ainsi qu'aux enfants victimes d'abus sexuel, à leur famille, à leur entourage.

Grâce à Elena Burdakova, directrice du téléphone, l'association France-Oural a pu consulter un échantillon d'appels reçus à la téléphonie de la Confiance entre juin 1999 et mars 2000 sur les violences intra-familiales et autres. Ce recueil de données est précieux car il permet d'avoir une image de la société russe au tournant du 2e millénaire.

Recueil statistique des utilisateurs du téléphone de la Confiance

Les professionnels en charge du projet sont principalement des psychologues de l'enfant et de la famille. Les résultats des travaux sont rassemblés dans un tableau reprenant le nombre de consultations psychologiques classiques du centre et celui des appels téléphoniques. L'âge, le sexe et le niveau d'éducation de chaque correspondant sont répertoriés ainsi que la cause de la demande et le type de violence subie. Il y a eu en tout 3 071 cas pendant la période.

185 personnes ont consulté le psychologue pour enfants (dont 129 femmes et 56 hommes). Parmi eux, il y a eu des enfants et des adolescents de 6 à 20 ans (113 personnes), des adultes et des parents proches (72 personnes).

Parmi les adultes, 38 personnes avaient une formation technique supérieure, 15, une formation niveau bac et 19, un niveau d'enseignement spécialisé, collège ou lycée.

L'ensemble des cas de violences qui ont été examinés dans les consultations se chiffrait à 308. Les violences physiques (notamment, gens battus) étaient souvent accompagnées d'une violence émotionnelle ou psychologique (jurons, injures, reproches).

Les violences sexuelles étaient liées à des violences physiques.

Il y a eu 196 consultations d'adultes avec des psychologues familiaux dont 179 de femmes et 17 d'hommes. Parmi ces consultants, on relève 61 étudiants et écoliers de 16 à 20 ans et 135 adultes.

Parmi les adultes, 42 ont une éducation technique supérieure, 55, une formation niveau bac et 38, une formation technique moyenne.

Le nombre de cas de violences représente 239 personnes. On a pu constater que la « *contrainte économique* » est la moins reconnue parmi les « *violences* » par la population de la ville (en tout 60 situations).

Du 1er août 1999 au 31 mars 2000, le téléphone de la Confiance a reçu 2 623 appels : 1 416 femmes, 1 207 hommes. Parmi les appels, les enfants et les adolescents de 6 à 20 ans ont représenté 1 133 cas, des parents et des proches, 1 490.

La violence émotionnelle et psychologique représentait 890 femmes et 436 hommes. Les violences physiques et sexuelles : 1 118 femmes et 710 hommes. Les violences économiques : 214 femmes et 87 hommes.

Le caractère des appels recoupe en nombre les thèmes des consultations individuelles. Les thèmes les plus facilement abordés par les adultes et les enfants furent les violences émotionnelles et physiques. L'avantage de la consultation par téléphone est sa facilité d'accès : 24 h/24, 7 j/7. Il est ainsi possible à n'importe quel moment de s'adresser à un spécialiste ou à un bénévole.

Analyse qualitative des violences familiales actuelles

On retrouve des situations absolument typiques de la violence au sein de la famille. Une des plus fréquentes, abordée par des mères de 40 ans ou leurs filles adolescentes qui consultent était la suivante : présence au foyer d'une grand-mère despotique qui a l'habitude de commander tout et pour tout le monde, dans la maison. Celle-ci, en éduquant sa fille, n'a jamais hésité à utiliser les jurons, voire des coups. De cette façon, la violence est devenue une norme dans la famille. La fille, adolescente, mais aussi la femme, adulte, ont commencé à en souffrir. C'est la raison qui les pousse à appeler.

Le rôle de la grand-mère

Le rôle de la grand-mère qu'on retrouve partout en Russie s'explique par la tradition matriarcale propre à la société russe d'une part et, surtout, aujourd'hui par la place qu'ont occupée les femmes dans la société soviétique depuis les années 1930 et, encore plus, dans l'après-guerre (1945). Cette génération de femmes qui, aujourd'hui, sont les grands-mères invoquées, a tenu à bout de bras une société dont les hommes avaient été éliminés par la guerre civile, les camps staliniens et la Seconde Guerre mondiale.

Pendant les consultations, les psychologues discutent des possibilités d'éloigner la grand-mère ou bien de l'empêcher d'avoir un rôle de dirigeant despotique au sein de la famille. Ils abordent aussi la possibilité de reconstruire les relations entre la fille, la mère et la grand-mère. Pour ce faire, ils utilisent le jeu de rôle en réalisant des variantes où il pourrait y avoir des relations non conflictuelles.

Une autre situation exemplaire est celle de grands-parents qui ont accueilli une jeune adolescente chassée de la maison par les parents, le plus souvent, en fait la mère et le beau-père. La mère ignore la fille, elle cède tout à son nouveau mari ; ils se saoulent ensemble. Quand les consultants s'adressent au téléphone de la Confiance, on leur rappelle que les droits constitutionnels de l'enfant sur l'habitation ont été « *bafoués* ». Lors des consultations, on aborde la possibilité de priver la mère de ses droits parentaux, de la priver de la pension alimentaire qu'elle percevait ou bien encore de lui demander une pension alimentaire pour l'enfant. Dans ces cas, ce sont les grands-mères qui se sont avérées être des défenseurs actifs des droits de leurs petits-enfants. Des situations comme celles-ci (mère et beau-père ou amant jetant l'enfant à la rue) sont très fréquentes et abordées davantage dans les appels téléphoniques.

On observe aussi, souvent, des cas d'enfants battus violemment par des mères. Celles-ci justifient leur cruauté par l'âge élevé de l'enfant et, notamment, quand celui-ci fait usage de drogue. On retrouve, par ailleurs, le processus classique d'enfants assez grands ayant subi des violences qui commencent, eux aussi, à battre leurs parents vieillissants.

Un des enfants est le préféré

Une autre situation familiale assez fréquente est celle des familles de deux enfants dont un est préféré par les parents. L'autre doit subir des humiliations, des offenses et des coups. Non seulement de la part des parents mais aussi, de son frère ou de sa sœur. La relation préférentielle pour l'un des enfants fait naître une cruauté dans la fratrie. Ce qui occasionne par la suite, lors de la création d'une nouvelle famille par ces enfants, une utilisation de la violence qui leur paraît légitime.

Les abus sexuels sur les petites filles

Les cas des violences sexuelles contre les petites filles revêtent une horreur particulière. Les violences sont effectuées par les pères ou les beaux-pères ou les concubins ou les oncles ou les grands-pères. Il est clair que dans cette situation, les pères doivent être jugés mais on s'aperçoit que, souvent, les mères sont en position de soutien du père. Nous retiendrons le cas de la mère d'une petite Julia de 14 ans qui ayant peur d'un jugement contre son mari, a demandé au psychologue d'essayer de convaincre la fille de ne pas porter plainte et de ne pas témoigner au procès de façon à épargner le père.

Les incidences des violences sur les enfants lors des divorces

Pour ce qu'il en est des violences liées au divorce des parents, des séminaires ont été organisés pour les enfants de parents divorcés. Beaucoup de parents sont venus à ces séminaires après avoir consulté individuellement. Ils se sont familiarisés avec les problèmes particuliers subis par les enfants de différents âges, dans des situations de divorce. Les parents ont pu, dans leurs groupes, discuter de ces problèmes liés au divorce et ont appris comment on pouvait au mieux construire des relations avec les enfants dans la période post-divorce afin d'adoucir les difficultés de séparation avec l'un des parents et de ne pas provoquer ce qu'on appelle le conflit de loyauté.

Souvent les enfants éprouvent non seulement une violence psychique mais se retrouvent être les objets d'un chantage et d'une persuasion intensive de la part de chacun des parents. C'est l'exemple du mari de Louba qui, après une dispute avec sa femme, a emmené de la maison sa petite fille de 2 ans et l'a cachée chez sa propre mère. Il a, ensuite, prononcé des menaces physiques et promis de régler ses comptes si sa femme s'adressait à la police. Dans une autre famille, le mari a emmené ses deux enfants (6 et 4 ans) et les a expédiés aussi chez ses propres parents en interdisant à la mère d'aller les voir.

Ces situations d'enlèvements forcés d'enfants ont des conséquences sur l'enfant entraînant souvent des troubles psychologiques. On trouve aussi des situations inverses de maltraitance familiale. Pavlovitch est un retraité qui vit avec sa fille de 27 ans. La fille ne parle pas à son père et monte contre leur grand-père ses enfants de 4 et 6 ans. Le grand-père se plaint de cette violence émotionnelle et psychique ou encore, Olga (41 ans) se plaint de son fils de 20 ans qui se permet de la battre. À cette violence physique, émotionnelle et psychologique s'ajoute une violence économique de la part du jeune homme.

Le problème de l'alcool

Les enfants sont chassés de la maison par des parents alcooliques et ils contactent le téléphone de la Confiance depuis des cabines téléphoniques ou bien chez des voisins. Les psychologues discutent avec ces enfants des possibilités d'une médiation avec les adultes par l'intermédiaire des grands-mères, tantes, oncles, voisins ou professeurs d'école. Mais ils exposent aussi les questions de législation et du droit des enfants : un adolescent de 16 ans en défendant ses droits demanda s'il pouvait priver ses parents de leurs droits fondamentaux. Il disait vouloir être libre, ne pas dépendre des violences physiques et des humiliations parentales et avoir la possibilité de vivre selon les règles d'égalité en droits et d'équité. Souvent, la famille proche des enfants humiliés pose des questions concrètes : peut-on porter plainte et aller en justice contre les parents ? Qui doit écrire la plainte à la police et qui peut aider dans la procédure judiciaire ?

La vie des enfants dans l'Oural est-elle plus compliquée maintenant (en 2000) qu'il y a 10 ans ?

Au moment de la réalisation du projet, les participants à ce programme ont pris part à deux conférences du district et à une conférence de la ville. Elles étaient consacrées aux questions de la santé des écoliers, à l'organisation de la réadaptation sociale, à la défense des droits des mineurs.

Des questions fondamentales ont été développées telles que l'organisation de l'aide psychologique et du soutien psychothérapeutique, la défense sociale des enfants dans la sphère de l'éducation et de la prévention de la dépendance (drogue, alcool) pour les adolescents.

Des nécessités urgentes ont émergé comme de développer la publicité d'un type de vie saine, d'organiser davantage de centres médico-sociaux et de médecine scolaire, de promouvoir des cantines scolaires avec des menus équilibrés.

Auparavant, le système était rodé, basé sur une éducation idéologique des enfants à travers les pré-pionniers, les pionniers et les komsomols. C'était eux qui encadraient la jeunesse. À travers ce système, les parents, d'une certaine façon, se sentaient rassurés économiquement et psychologiquement. Avec le passage au nouveau régime, les institutions socialistes ont disparu et les parents s'inquiètent davantage.

L'éducation des enfants et le soutien de la famille n'ont pas connu de nouvelles organisations ni sociales ni politiques.

Les thèmes des différentes compétences ont brossé le large spectre des problèmes des enfants, aujourd'hui. Le téléphone de la Confiance occupe ainsi une place très importante. On le consulte pour avoir des informations. Beaucoup d'enseignants appellent. Ils sont devenus les aides principaux dans la lutte contre les violences envers les enfants. Un professeur d'école demande s'il a ainsi le droit en tant qu'enseignant, apprenant les violences commises au sein d'une famille, de faire un signalement et comment pourrait-il aider l'enfant sans provoquer l'agressivité redoublée de la part des parents ?

C'est en faisant un travail conjoint en partenariat interdisciplinaire que les choses pourront avancer.

Quelques éléments de réflexion apportés lors des échanges avec les psychologues de la Confiance (Ekaterinbourg, B. Tison, I. de Kochko).

La prise de risques chez les adolescents (drogue, alcool)

L'adolescence est un phénomène social, initié par la puberté. Il va obliger l'enfant devenant adulte à prendre de nouvelles distances avec ses objets d'attachement (parents, famille). Il devrait faire la preuve de ses capacités et de son degré de sécurité interne et d'estime de lui. À ce moment-là, les individus qui se trouvent le plus en insécurité interne vont se trouver en flottement. Ils chercheront à s'appuyer sur des supports et des aides extérieures. Les produits entraînant la dépendance vont constituer une source, un support de ce qu'ils ne trouvent pas autour d'eux. (Article de P. Jeammet).

L'adolescent, au travers de la prise de risques, va chercher à affirmer ses compétences et sa différence. Cette prise de risques devient un problème quand les adolescents endossent des comportements qu'ils savent nocifs pour eux.

Pour mieux comprendre la nature psychopathologique des conduites toxicomaniaques, il faut les resituer dans le contexte plus général des troubles du comportement à l'adolescence et au début de l'âge adulte autour de la question œdipienne et de la menace de castration.

Il est rare que l'initiation à une drogue se fasse en dehors d'un groupe. « *dans la bande, il faut prouver aux autres que l'on est digne d'eux, en transgressant avec eux la loi des adultes, en faisant preuve de courage et de détermination* ». On voit se répandre certains usages de drogues au sein des groupes « *en galère* ». D'autres milieux sociaux, le temps de l'adolescence s'allonge et l'ennui s'installe, les jeunes cherchent à trouver limites, intérêts dans des expériences nouvelles telles que les rave-parties ou plus banalement des regroupements autour des jeux interdits (cannabis, alcool, ecstasy). Le recours à l'agir signe la défaillance des processus psychiques à maintenir un lien stable à l'objet. Dans ces conditions, le passage à l'acte devient une nécessité de l'économie psychique afin de sauvegarder cette identité menacée. En agissant, l'adolescent se redonne un rôle actif, restaure des limites entre dedans et dehors, entre l'objet et lui et suscite une réaction de l'entourage. Cet appel à la réaction de l'environnement peut prendre la dimension d'une véritable « *fonction ordalique* ». Le concept de « *conduites ordaliques* » serait le fait d'un sujet à s'engager de façon objective dans des épreuves mortelles. L'adolescent réintroduit la dimension de la mort de plus en plus déniée dans la société occidentale. Mais c'est aussi la mort de l'enfance qu'il met en acte. En prenant des risques, selon la psychanalyse, les adolescents rejoueraient des scénarios de rites de passage des sociétés sauvages. La prise de risque correspond aussi à une quête des limites, à la recherche de la loi dont les adultes seraient les dépositaires.

Bien sûr, l'usage des drogues comporte une part de provocation, de défi. Certaines conduites transgressives ont pour but d'invalider les dépositaires ordinaires de la loi, les parents, les éducateurs, les juges… pour s'adresser directement à un « *autre* » énonciateur de cette loi : Dieu, le destin, la chance, le hasard…

La toxicomanie comme symptôme familial ?

Avec l'adolescence, la perspective du départ de la maison peut être perçue comme une menace à l'équilibre familial. Le maintien ou le renforcement des liens de dépendance entre le sujet et son milieu familial peut constituer un environnement favorable à l'émergence d'une conduite d'addiction.

Les appels des toxicomanes

Les toxicomanes appellent pour éviter la rencontre. Il va être important pour l'écoutant de mettre le toxicomane face à sa demande afin de pouvoir le rencontrer et non plus seulement l'entendre.

Le téléphone fait « *béance* ». Il est comme un appel d'air, il est comme un appel au fantasme. Pour l'écoutant, le risque de s'enliser, de se perdre, de ne plus être à même de prendre du recul nécessaire pour construire du sens avec l'appelant est très fort ainsi que le risque d'écholalie (renvoi sans fin de la demande).

Le téléphone peut aussi favoriser la relation en miroir. La pulsion de savoir se situe du côté de la bouche et de l'oreille. Il peut aussi y avoir de la séduction au téléphone et cela reste une énigme.

On doit faire le constat qu'il y a contradiction entre le téléphone qui est a-spatial, anonyme, atemporel, a-sensoriel, au caractère déréalisant et le cadre thérapeutique qui exige un contrat, des horaires, un non-anonymat, un maniement de la frustration.

Pour le psychanalyste, D. Vasse, « *le téléphone n'est jamais la rencontre avec quelqu'un. C'est toujours l'évitement de la rencontre. C'est quelquefois l'annonce, voire la préparation à cette rencontre. Parler au téléphone, c'est toujours éviter de parler à quelqu'un, de s'engager dans la parole* ».

Le téléphone est un instrument de non-communication. L'appel se traduit par une demande plaquée en urgence comme une sorte d'exaspération de l'imaginaire qui jouit de lui-même. Il a deux terrains d'élection : la mort et le sexe (Freud). Dans les deux cas, la satisfaction doit être obtenue tout de suite. Mais on peut néanmoins mentionner les points communs : la demande émane de l'appelant. L'écoutant invite l'appelant à clarifier sa demande. L'appel doit évoluer vers une rencontre et les résistances de l'appelant peuvent disparaître.

Le téléphone peut aussi être un contenant pour les affects grâce au cadre que l'écoutant pose. L'accès au sens des limites et au fantasme est fait à l'aide de médiateurs : propos, images, verbalisation fréquente du thérapeute.

Différents profils parmi les appelants

L'on peut repérer parmi les appelants toxicomanes l'appelant dont c'est le premier contact avec un psychologue. L'écoutant va travailler pour favoriser une psychothérapie. Il va faire en sorte que le téléphone ne devienne pas une drogue. Il va en conséquence cadrer et contenir les affects.

L'appelant a déjà été suivi pour son addiction et a arrêté.

L'écoutant va chercher à savoir pendant combien de temps l'appelant a été suivi, pourquoi il a arrêté sa thérapie.

Enfin, celui qui appelle est en cours de thérapie. L'écoutant va lui servir « *d'étayage* » et le renvoyer à son thérapeute.

Dépôt d'un legs impensable

L'appelant, toxicomane, vide sa tension induite par le transfert, et favorisé dans le cadre thérapeutique. Le téléphone le limite dans sa toute-puissance mais il peut dire des choses qu'il ne livrerait pas tout de suite, en face à face (abus sexuel…).

Les psychologues de la Confiance sont venus à leur tour en France (Paris) où ils ont pu rencontrer plusieurs services de téléphonie et de soins aux toxicomanes et aux alcooliques.

Les services de la Confiance et du SNATED fonctionnent différemment. La Confiance n'a pas hésité à diversifier ses activités autour de la téléphonie en créant des consultations, des points de contact avec les toxicomanes (échange de seringues…).

Les psychologues qui travaillent dans ce service sont à part entière psychologues. Ce qui nous fait dire que la diversité aurait pu être envisagée aussi dans les services en France.

SEPTIÈME PARTIE

Contribution des psychologues et des soignants

DE L'ÉTHIQUE

Avant d'évoquer la contribution des psychologues à l'écoute dans les téléphonies médico-sociales, peut-être n'est-il pas inutile de rappeler d'abord ce qu'est l'éthique, puis les articles du Code de déontologie des psychologues qui réfèrent aux droits, aux devoirs et à la responsabilité des psychologues.

Question de définitions

Le mot « éthique » est issu de deux homonymes grecs, éthos et éthos, et possède deux sens : éthos qui veut dire séjour, habitat, demeure des animaux, mais aussi caractère d'un individu (signes particuliers, distinctifs permettant d'identifier un individu dans ses manières de vivre) et éthos qui signifie coutume, mœurs et habitude. Si au début, l'éthique a pu s'intéresser aux manières de vivre et aux mœurs, elle s'est ensuite orientée vers ce qui serait une bonne manière de vivre, la recherche de ce qui est bon pour l'homme. Cela suppose que nous sommes intéressés par le bien de l'autre au sens de ce qui pourrait être bon pour lui.

On trouve dans le dictionnaire Larousse le résumé en quelque sorte de ce qu'est l'éthique dans la définition suivante : « *l'éthique est une doctrine du bonheur des hommes et des moyens d'accès à cette fin* ». Pour le psychologue, la question de l'éthique dans sa pratique va se situer du côté du respect et des droits du sujet (liberté, égalité, fraternité).

Il existe un principe universel de sagesse qui consiste à considérer l'autre comme un autre soi-même. Autrement dit, ce principe sous-entend de faire à l'autre ce que l'on voudrait qu'il nous fasse. Cela va entraîner comme conséquence immédiate que l'on agisse conformément à ce que l'on exige de l'autre. Agir implique l'être. Les pratiques du psychologue ne vont être qu'au service de l'autre pour qu'il puisse accéder à son propre bonheur, qu'il réalise pleinement son identité de sujet (revue *Éthique et santé*, B. Tison, mars 2008).

Les compétences des psychologues

Les psychologues se réfèrent aux articles du Code de déontologie, les concernant.

Titre 1

Art. 1

Le psychologue respecte le principe fondamental que nul n'est tenu de révéler quoi que ce soit sur lui-même.

Art. 2

Le psychologue tient ses compétences de connaissances théoriques d'une formation à discerner son implication personnelle dans la compréhension d'autrui.

Art. 6

Les dispositifs méthodologiques mis en place par le psychologue répondent aux motifs de ses interventions et à eux seulement.

Titre II

La mission fondamentale du psychologue est de faire reconnaître et respecter la personne dans sa dimension psychique. Son activité porte sur la composante psychique des individus considérés isolément ou collectivement.

Ch. 2 Art. 6

Le psychologue fait respecter la spécificité de son exercice et son autonomie technique. Il respecte celles des autres professions.

Comment on l'aura noté le (la) psychologue ne peut contraindre qui que ce soit à s'adresser à lui (elle). Il (elle) a la pleine maîtrise de ses outils, inclus l'écoute. Une de ses missions consistera à faire connaître et respecter la personne psychiquement. Ce qui ne s'entend pas forcément pour un professionnel qui n'a pas les mêmes compétences. Cela doit le (la) conduire à préciser sa capacité de discernement qui fait partie de la formation qu'il (elle) a reçue. Cela le (la) différencie dans l'exercice de sa tâche des autres professionnels. Ainsi, dans le travail d'écoute téléphonique, il peut entendre différents discours (contenu latent, contenu manifeste, pathologie...) que n'entendront pas les autres écoutants. Ces compétences sont un plus dans une telle pratique et méritent un complet respect.

UNE ÉTHIQUE DE L'ÉCOUTE

Les psychologues participent par leur formation et leurs compétences à une écoute complète de l'autre. C'est pourquoi l'on peut dire qu'ils contribuent à une éthique de l'écoute dans l'exercice du travail imparti dans les téléphonies médico-sociales.

Une pratique psychologique qui s'inscrit dans un travail d'humanisation (que ce soit dans le champ de la maltraitance ou de la prévention en tous genres) ne peut s'exercer que dans des conditions de respect, de liberté, de justice (se reporter aux articles du Code de déontologie des psychologues précédemment cités).

Nous ajouterons la recommandation de Favez-Boutonnier « *la présence d'esprit* » qui représente une authentique présence à soi garantissant à l'autre sa dignité dans l'exercice de cette pratique.

Le temps de l'écoute

L'être ne peut se penser que dans le temps. Car comme le dit Merleau-Ponty, « *c'est par les rapports du temps sujet et du temps objet que l'on peut comprendre ceux du sujet et du monde* ».

Laissez du temps à l'appelant, laissez du temps à l'écoutant, il y a de forte chance pour que « *l'inouï* » puisse s'entendre. Ce qui nous conduit à penser que comptabiliser le nombre d'appels dans un temps fixe déroge à cet aspect et désoblige l'appelant qui fait confiance aux services de téléphonie médico-sociale.

Le dire de l'écoute

Le dit ne compte pas autant que le dire lui-même. Celui-ci n'importe moins par son contenu en information que par le fait qu'il s'adresse à l'interlocuteur. (Lévinas, *Éthique et Infini*).

Autrement dit, tout ce qui va se dire au téléphone apparaît beaucoup plus important que ce qui va en être rapporté (par note ou autre moyen).

L'appelant, sujet ou objet d'écoute

Dans un échange informel, Ricœur (philosophe) s'adressait à Changeux (p. 56, 1998) comme suit : « *ma question est de savoir si l'on peut modéliser l'expérience vécue de la même façon que l'on peut modéliser l'expérience au sens expérimental du mot [...] de savoir si le psychologue ne se place pas déjà dans une position ambiguë par rapport à l'expérience vécue et son incroyable richesse [...]. La modélisation ne sera-t-elle pas appauvrissement dans l'ordre de la compréhension du psychique alors qu'elle est purement et simplement constructrice dans l'ordre du savoir scientifique ?* ».

Ladrière (philosophe) va dans le même sens et insiste fortement quand il écrit « *lorsqu'on commence à traiter l'homme selon les critères de la scientificité "objective" [...] on transforme l'être humain en objet et par conséquent, on le supprime en tant qu'être humain* » (1990, p. 43-68).

Les deux philosophes comme on peut le noter ne pensent pas que l'on puisse utiliser des instruments de mesure pour mieux comprendre l'homme. Ce qui nous amène à dire, à notre tour, mieux vaudrait réfléchir avant de transformer l'écoute dans les téléphonies médico-sociales, en « *objet quantifiable* », avant de l'instrumentaliser.

La place du sujet

Le psychologue est là pour redire que l'objet du sujet, c'est l'objet de son désir. C'est un objet partiel par opposition à un objet total, ce qui serait impensable. Cet objet partiel est détaché du sujet, coupé de lui, on peut dire que le sujet en est exclu. C'est cette exclusion qui est au principe du désir et de son renouvellement.

Pour Lacan, le sujet est en exclusion interne à son objet, séparé et lié, unique en tant qu'individu et pris dans une structure telle que l'autre le constitue. L'inconscient est la source de la pensée et de la parole, puisque c'est sur lui que s'opèrent les choix de ce qui est dit. Cette chaîne de signifiants est « *le discours de l'autre* ». C'est la loi qui habite les signifiants qu'il faut passer de l'un à l'autre sans s'installer dans le mutisme. C'est en sa face signifiante que le langage laisse ouverte la destinée de la relation qui est close, déterminée dans le signifié. Il peut y avoir une perte fusionnelle dans le « *ça* » du « *ça parle* » ou dans le passage au « *je* » de « *où il y avait ça, je dois advenir* ». Il faut quitter l'univers des choses à l'image du moi et qui est alors appelé « *les autres* » qui sont en une telle continuité que le moi se pose comme une image parmi les images des choses et s'y noie à la façon de Narcisse. C'est l'imaginaire qui n'est que renforcé si le moi le verrouille un peu plus par quelque idéologie où s'exprime un « *idéal du moi* ». Tout objet, dans ce monde fusionnel, est équivalent à tout autre ; c'est la monotonie répétitive, caricature du rapport d'altérité. L'accès au symbolique consiste dans le surgissement du sujet, à l'appel du nom unique qui lui donne de dire « *je* ». Il faut que se brise le miroir. Il faut faire place à l'imprévu pour que passe cet appel porteur de liberté car il vient de l'autre. Il n'appelle pas à être copie conforme, mais sujet avec un visage propre (le visage n'étant pas réductible à l'image). Vasse écrit : « *il y a dans le désir de l'homme une dimension d'altérité qui l'assoiffe. La soif d'eau qui restaure l'image de son corps blessé ne tient sa vérité que d'être la métaphore du désir. L'eau incorporée qui fait vivre le sujet du désir de l'autre, d'un désir qui requiert dans la vie, à travers la souffrance et jusqu'à la mort* » (Vasse, 1978).

Nous sommes bien là au cœur de la dimension de l'altérité. L'autre est toujours une épreuve à la fois celui qui a figure de violence et qui fait la preuve d'une authenticité. Il est la brisure de l'enfermement imaginaire. Il est la condition de l'accès à la vérité.

Dans un entretien téléphonique, tout l'être de l'appelant est présent. Si l'on entend sa demande au sens stricto sensu du terme, tout ce qu'il est peut être conduit à disparaître. L'écoute et l'entretien s'apparentent alors à une fonction distributive ou mécanique. L'éthique de l'écoute n'existe plus.

La responsabilité

Elle s'exerce tout autant dans les actes (l'écoute) que dans les paroles.

« *Devant le prochain, je comparais plutôt que je n'apparais ; je réponds d'emblée à une assignation. Mais ma responsabilité à laquelle je suis exposé dans une telle passivité ne me saisit pas comme une chose interchangeable, car personne ici ne peut se substituer à moi : en appelant à moi comme un accusé qui ne saura réaliser l'accusation, elle m'oblige comme irremplaçable et unique comme élu* », un élu, c'est-à-dire non pas le titulaire d'un privilège mais le siège de la responsabilité, l'objet d'une accusation, alors même que je n'ai commis aucun crime, voilà ce que fait de moi le visage de l'Autre homme : ma violence s'adresse au scandale de cette élection. La donnée primordiale du rapport de l'homme avec l'autre homme n'est pas dans l'hostilité mais dans la non-possibilité de l'indifférence. Autrui me concerne avant toute décision de ma part et me désintéresse, m'attire hors du droit chemin de l'intérêt contre mon gré (Lévinas, 1982).

Participation à la recherche

Les écoutants, psychologues ou non, ont été sollicités à différentes reprises pour participer à des recherches initiées par des psychologues.

Il y a d'abord eu la recherche-action, initiée par Crivillé, psychologue-chercheur.

Cette recherche-action portait sur l'incidence des violences conjugales sur les enfants. Elle a été entièrement construite à partir d'appels d'enfants reçus par des écoutants psychologues.

Crivillé relate l'interactivité entre la pratique et l'introduction de la dimension recherche sur l'un et l'autre des aspects de cette pratique. Le matériel n'a pu s'obtenir qu'avec la collaboration des écoutants que ce soit sous forme de compte rendu ou d'échange verbal lors des réunions prévus pour la recherche.

Il poursuit dans son rapport de recherche : « *Nous pouvons confirmer notre hypothèse selon laquelle le matériel brassé pendant les entretiens téléphoniques est en réalité beaucoup plus riche que les fiches enregistrées et archivées le laissent entrevoir.* »

Il y a aussi eu la recherche sur « les professionnels face à l'enfance en danger » initiée par P. Coslin, Professeur à Paris V et B. Tison, enseignant chercheur dans la même université, écoutante psychologue au SNATED.

Les influences des théories implicites d'interventions professionnelles dans la perception et l'analyse des situations d'enfants en danger

Cette recherche a été envisagée au vu du peu de travaux portant sur les professionnels exerçant dans le champ de l'enfance susceptible d'être maltraitée et sur les représentations qui sont les leurs, tant de l'enfance que des pratiques éducatives adéquates, de la négligence et de la violence. Or, ces représentations sont susceptibles d'influencer leurs attitudes, leurs décisions et leurs prises en charge par rapport à ces enfants.

Les représentations auxquelles la plupart des professionnels ont recours face à la maltraitance relèvent des théories implicites relatives à l'enfant. Ces théories ne donnent pas lieu à une présentation formelle. Elles sont dictées par l'expérience et les informations acquises à propos de tel type de vécu. Les écoutants du SNATED ont été sollicités pour participer à la recherche ainsi que d'autres professionnels de l'enfance.

> « *D'ordinaire, la vie est une tueuse d'histoires : certains matins, on sent que quelque chose va commencer, de plein, de pur, d'exclusif, puis le téléphone sonne, c'est fini* »
>
> Eric Emmanuel Schmitt extrait de la rêveuse d'Ostende

Dans un service de médecine, en quoi la réception d'un appel téléphonique pendant la réalisation d'un soin impacte-t-elle sur la relation soignant/soigné ?

La relation soignant/soigné est inhérente au soin infirmier. D'un point de vue législatif, le décret 2004-802 (Art. R4311-2) du Code de la Santé Publique précise que : « *les soins infirmiers, préventifs, curatifs ou palliatifs, intègrent qualité technique et qualité des relations avec le malade*[12] ». La relation est donc l'essence même de la profession.

Indissociable de l'ensemble des soins proposés, elle a pour but d'être thérapeutique. Celle-ci a pour « *prétention de soigner*[13] ». Son objectif principal est de favoriser le bien-être de l'individu. Une relation se définit par « *une rencontre entre deux personnes au moins, c'est à dire deux caractères, deux psychologies particulières et deux histoires*[14] ». A travers cette définition, l'on comprend que celle-ci est avant tout une rencontre entre deux personnes à un instant T. La relation entre le soignant et le soigné n'est donc ni plus ni moins qu'une relation humaine entre deux personnes qui ne prend sens que par le statut de chacun lorsqu'ils sont en interaction. C'est le contexte de celle-ci qui permet à chacun de déduire le sens de l'échange. Etymologiquement, le mot « *soignant* » vient du latin « *soniare* » qui signifie : « *s'occuper de* » et, le terme « *patient* » vient du latin « *patiens* » qui correspond à : « *endurer, supporter* ». Ces deux significations inscrivent chacun des protagonistes dans un rôle (même si la souffrance du patient n'est plus une fatalité à l'heure actuelle et doit être entendue, prise en charge). Pour Manoukian A. c'est : « *avec son corps, sa*

---

[12]legifrance.gouv.fr

[13]MENAUT Hervé. Les soins relationnels existent-ils ?

[14]MANOUKIAN A. La relation soignant-soigné. Paris : Lamarre 2014, page 5

parole et son affectivité que l'on entre en relation[15] ». Il n'existe pas de relation « type » de soin. Néanmoins, certains pré-requis et valeurs soignantes sont indispensables à sa bonne mise en œuvre. Rogers C. est à l'origine des concepts définissant la relation soignant/soigné[16]. Selon lui, les conditions de la relation sont :

- la congruence du soignant : « *le fait d'être véritablement lui-même, sincérité ou authenticité* »,
- la considération positive : « *le thérapeute doit faire preuve d'un respect inconditionnel à l'égard du client* »,
- l'empathie : « *le thérapeute doit faire preuve de compréhension empathique à l'égard du système interne de référence de son client. Ressentir l'univers particulier de son client comme si c'était le sien propre* ».

Ces trois notions permettent de poser le cadre d'une relation soignant/soigné de qualité. Il s'agit d'un échange singulier et unique qui demande une coopération, un partenariat entre les acteurs de celui-ci. Selon Manoukian A., la relation soignant/soigné : « *s'attache au singulier, à l'individu, elle met l'accent sur le particulier et non le général*[17] ». Dans ce contexte, la réception d'un appel téléphonique pendant la réalisation d'un soin infirmier vient faire rupture : un tiers s'introduit dans la relation qui n'est alors plus particulière, unique. L'infirmier, quand il fait le choix de répondre au téléphone, n'est plus en capacité d'écouter la personne soignée puisqu'il détourne son attention vers un autre interlocuteur qui s'est imposé de fait dans l'échange. L'on parle d'ailleurs d'une triangulation : le soignant, le patient et le correspondant téléphonique. L'infirmier quitte une posture pour une autre, prenant alors le risque d'être absent pour la personne soignée.

« *Toute la vie d'un homme parmi ses semblables n'est pas autre chose qu'un combat pour s'emparer de l'oreille d'autrui* » Kundera Milan… Il me parait important de distinguer les verbes écouter et entendre. En effet, la portée de chacun

[15]Ibid
[16]ZIMRING F. Carl Rogers 1902-1987. Perspectives 1994, page 2
[17]MANOUKIAN A. La relation soignant-soigné. Paris : Lamarre 2014, page 8

dans la relation de soin n'est pas identique. Selon Raoult A. : « *Ecouter c'est accueillir ce qui s'exprime sans porter de jugement, en tentant de comprendre le monde intérieur de l'autre dans son système de référence à lui* » et, « *écouter est également le commencement de la solution au problème de celui qui n'en peut plus*[18] ». Là, l'on comprend que la démarche relationnelle passe nécessairement par l'écoute. Le verbe entendre signifie, quant à lui, percevoir par l'ouïe. Il s'agit donc d'une perception auditive, c'est à dire d'une capacité fonctionnelle à capter un signal sonore. C'est une attitude passive. A contrario, avec le verbe écouter s'y ajoute la dimension cognitive : donner une signification à ce qui est entendu. De ce fait, un effort intellectuel de la part de l'interlocuteur est demandé. L'attention que l'on porte au message de l'autre permet de saisir le sens de ses paroles ou de répondre à sa demande par un comportement adapté. Comme le précise le dictionnaire encyclopédique des soins infirmiers[19], écouter c'est : « *l'action de porter attention à une personne, non seulement à ce qu'elle dit mais aussi à ce qu'elle exprime avec son corps et encore plus à ce qu'elle est* ». C'est une aptitude fondamentale de la communication, l'écoute est une fonction soignante indispensable pour adapter les soins à la personne elle-même, pour repérer ses difficultés et pour l'encourager à vivre. L'écoute se mesure à travers la capacité à questionner, reformuler, dialoguer et relayer les propositions.

Pour Maslow A., l'écoute s'inscrit dans la catégorie des besoins d'appartenance chez l'homme. Lors de ma formation, la notion d'« écoute active » a été régulièrement abordée. Ce concept a été mis en lumière par Rogers C. L'écoute active doit permettre de faciliter l'expression du patient, sans l'interrompre, en adoptant ce que les psychanalystes nomment la « neutralité bienveillante », c'est-à-dire en se gardant de tout jugement, de toute critique. L'écoute active consiste à mettre en mots les émotions exprimées de manière explicite ou implicite par l'interlocuteur. Celle-ci ne se limite pas à dire autrement ce

---

[18]Démarche Relationnelle. Vuibert, Théories et Pratiques Infirmières. Paris : 2004. p 110

[19]Dictionnaire encyclopédique des soins infirmiers 2002

qu'une personne vient d'exprimer (reformulation) mais, son but est de décoder la dimension affective généralement non verbalisée par la personne soignée. Elle devient alors sujet à part entière de l'interaction. Quand un soignant répond au téléphone alors qu'il est en train d'échanger avec la personne soignée, il n'est plus en mesure d'écouter cette dernière, se contentant seulement de l'entendre si celle-ci s'exprime. Le patient n'est plus acteur de ses soins mais soumis à cette contrainte imposée par le soignant. Par conséquent, ne plus être en capacité d'écouter son interlocuteur revient à nier sa position de sujet dans l'échange. Enfin, pour être en capacité d'écouter, il est nécessaire de savoir se taire : le silence est un pré-requis à l'écoute de l'Autre. Recevoir un appel à ce moment précis vient rompre un état indispensable à l'éclosion du discours.

Dans le Larousse, le téléphone portable est défini en ces termes : « *se dit d'un matériel de télécommunication qui peut s'utiliser lors d'un déplacement sans nécessité de branchement* ». Historiquement, le téléphone portable s'est développé en France dans les années 1990. Le groupe Alcatel fabrique le premier téléphone portable compatible avec la norme GSM22. A l'hôpital, le téléphone portable se démocratise dans les années 2000 même si celui-ci est interdit dans certaines unités du fait d'interférences possibles avec certains appareils. En effet, selon la circulaire DH/EM n° 40 du 9 octobre 1995, « *les téléphones mobiles cellulaires perturbent les dispositifs médicaux fonctionnant avec des systèmes électroniques* ». Néanmoins, l'interdiction n'est plus totale puisqu'en 2003, le Comité d'Evaluation et de Diffusion des Innovations Technologiques (CEDIT) de l'AP-HP (Assistance Publique - Hôpitaux de Paris) conclu à l'absence de risque pour les dispositifs médicaux si les distances sont supérieures à un mètre cinquante[20]. Aujourd'hui, le téléphone portable s'inscrit dans la catégorie des TIC (Technologies d'Information et de Communication) et la Commission Européenne parle de « e-santé ». Il s'agit de : « *l'application des technologies de*

[20]Rédaction Actusoins, le portable à l'hôpital de nouveau autorisé. Avril 2010

l'information et de la communication (TIC) à l'ensemble des activités en rapport avec la santé[21] ». La grande différence entre le téléphone fixe et le mobile est que ce dernier est transportable. De ce fait, l'infirmier n'a plus la nécessité d'attendre un appel là où se situe le fixe (généralement positionné à la salle de soin) : il s'agit d'un gain de temps et donc d'argent. Selon Hachmanian E., « *le déploiement de la technologie mobile dans le domaine de la santé permettrait d'économiser 99 milliards d'euros sur le montant total des dépenses de santé en 2017 et d'augmenter le PIB de l'Union européenne de 93 milliards d'euros*[22] ». La mobilité de cet outil signifie à l'appelant que son interlocuteur est potentiellement joignable n'importe où, à n'importe quel moment. Là, un impératif social s'observe : puisque que le téléphone est mobile alors, l'interlocuteur que l'on cherche à joindre (en l'occurence le soignant) se doit de répondre. Dans ce contexte, les frontières de lieu ou temps n'existent plus. Pour Flichy P.[23], le portable est un outil de coordination, d'échange, d'autonomie mais également de contrôle. Celui-ci aborde la notion du « *vivre ensemble séparément* » et précise que le portable connecte les individus entre-eux, interconnexion voulue mais parfois subie… Symboliquement, répondre à un appel c'est aussi accepter le lien à l'Autre. Mais quand le soignant est déjà en relation avec la personne soignée, peut-il s'autoriser à recevoir, à accepter l'échange induit par le coup de téléphone ?

La réception d'un appel téléphonique a cette particularité d'être généralement un imprévu. L'infirmier ne sait pas quand et où le téléphone va sonner. Mais, le propre du téléphone n'est-il pas de sonner à l'improviste ? Alors que signifie la notion d'imprévu et en quoi impacte-t-elle sur la relation soignant/soigné ? Selon la définition du Larousse, un imprévu est quelque chose « *qui arrive sans avoir été prévu et qui*

---

[21]http://www.ortinnovation.com/index.php?id=e-sante
[22]HACHMANIAN E. Le mobile est-il l'avenir de la santé ? Les échos.fr. Janvier 2015
[23]FLICHY P. Les communications de l'intimité. Sciences Humaines. Juin 2003, n° 140, p 39

déconcerte ». Il s'agit donc de quelque chose ou d'un événement qui n'est pas attendu mais que l'on essaye pourtant d'anticiper. L'événement non prévu dans l'organisation des soins de l'infirmier réclame une attention et une réaction de celui-ci. Il appartient au professionnel de santé de décider si il agit ou non : doit-il négliger ou accorder de l'importance à ce fait ? Selon Perrenoud P.[24], il existe deux types d'imprévus :

• l'imprévu radical : « *l'événement même est aux limites du déjà pensé, voire du concevable* ». Il s'agit là d'une situation inédite qui n'a pas pu être anticipée par l'individu. Sa faculté d'adaptation sera donc éprouvée.

• l'imprévu relatif : dans ce cas, « *ce n'est pas l'événement lui-même, c'est le moment ou il se produira qu'il est difficile ou impossible de prévoir* ». Quand le soignant prend un téléphone sur lui, il rencontrera le plus souvent un évènement de type « *imprévu relatif* » : il sait que le téléphone peut sonner mais ne peut pas prévoir quand cela se produira. Quoiqu'il en soit, l'imprévu, selon son degré d'intensité et ses conséquences, peut engendrer du stress chez le professionnel de santé. Ce paramètre impacte sur la vigilance de ce dernier : son attention est détournée à d'autres fins que l'intérêt présent pour personne soignée. Le risque d'erreur est également majoré. Pour Gillet E.[25], « *Plus un soignant est interrompu pendant qu'il s'occupe d'un patient, et plus le risque de survenue d'une erreur sérieuse est important* ». A ce stade de ma réflexion, il me parait important de distinguer l'imprévu de l'urgence : si l'urgence peut être imprévue, la réciproque n'est pas toujours vraie. En effet, l'urgence est définie comme une situation : « *qui peut entrainer un préjudice irréparable si il n'y est porté remède à bref délai*[26] ». L'on entrevoit ici la nécessité d'agir vite. Les professionnels de santé disent prendre le téléphone sur eux afin d'être joignables en cas d'urgence mais, en réalité, ils ne

---

[24]PERRENOUD P. Gestion de l'imprévu, analyse de l'action et construction de compétences.
Education permanente. 1999 n° 140, pp. 123-144

[25]GILLET E., Interrompre un soignant pendant un soin augmente le risque d'erreur. actusoins.com. Mai 2010

[26]www.larousse.fr

peuvent pas prédire la survenue de cet évènement. Ceux-ci anticipent donc la possibilité d'une urgence qui ne reste qu'une probabilité parmi tant d'autres.

De plus, la réception d'un appel téléphonique fige le temps et induit un arrêt sur image : il réside dans la relation un avant et un après appel. Selon Cortade L.[27], « *l'arrêt sur image a pour fonction de suspendre le récit. Il accentue chez l'autre le désir du retour à l'image en mouvement* ». Il est vrai que la réception d'un appel téléphonique fige le temps et l'espace, et stoppe alors tout autre mouvement psychique chez l'individu : le soignant se concentre à écouter le discours de son interlocuteur téléphonique et n'est plus en mesure de répondre aux sollicitations de la personne soignée. La relation de soin est alors mise en suspens. Après cet arrêt sur image, la difficulté sera de pouvoir se réinscrire dans le présent de l'ici et maintenant. L'imprévu et l'arrêt sur image ont donc pour spécificité de modifier la temporalité du soin.

La réception d'un appel téléphonique introduit également un tiers dans la relation. Pour le philosophe Berten A.[28] : « *l'usage commun de la notion de tiers signifie qu'une "troisième personne" s'ajoute à la relation duelle ou à une relation intragroupe, et interfère dans cette relation duelle ou groupale* ». La personne qui appelle ne sait pas ce qui se passe, ce que fait le soignant au moment où elle décide de le joindre. Si celle-ci tente de correspondre avec le professionnel de santé c'est qu'elle est en attente de réponse et, a un besoin précis à satisfaire : information à transmettre, conseil, aide… Pouvons nous donc parler d'une intrusion dans la relation soignant/soigné ? Ce concept est, selon le Centre National de Ressources Textuelles et Lexicales[29] : « *l'action de s'introduire illégitimement dans un lieu sans y avoir été invité et donc sans y être attendu* ». C'est aussi : « *l'arrivée soudaine et importune de*

---

[27]CORTADE L., Le cinéma de l'immobilité. Publications de la Sorbonne, Edition Broché.Novembre 2008, p.30
[28]BERTEN A. Du tiers au tiers extrait de Avons-nous encore besoin d'un tiers ? ERES. Toulouse, 2005. p 40
[29]www.cnrtl.fr/

quelque chose ». L'on retrouve ici les caractéristiques d'un appel téléphonique : il n'est généralement pas prévisible et peut déranger si le moment choisi pour appeler n'est pas adéquat. La particularité de cette intrusion est qu'il ne s'agit pas d'une entité physique mais, un tiers « fictif » et invisible. Impossible alors pour la personne soignée de se projeter dans l'échange : celle-ci ne voit pas et n'entend pas le tiers qui s'adresse à l'infirmier. Elle assiste, impuissante, à un monologue de la part du soignant et, subit l'action.

Au niveau législatif, selon l'article R4311-1 du CSP : « *Les infirmiers exercent leur activité en relation avec les autres professionnels du secteur de la santé, du secteur social et médico-social et du secteur éducatif* » et, selon l'article R 4312-31 du CSP : « *L'infirmier ou l'infirmière chargé(e) d'un rôle de coordination et d'encadrement veille à la bonne exécution des actes accomplis par les infirmiers ou les infirmières, aides-soignants, auxiliaires de puériculture et par les étudiants infirmiers placés sous sa responsabilité* ». L'on comprend à travers ces textes de lois que l'infirmier a un rôle d'harmonisation du soin : il travaille en interdisciplinarité et planifie les actions des différents professionnels de santé dans le principal but de proposer une prise en charge de qualité à la personne soignée. Ces tâches de coordination sont inhérentes à la profession infirmière. Elles font partie intégrante des missions non programmables du professionnel de santé. Selon Holcman R.[30] : « *Une catégorie d'agents a une vie professionnelle consubstantiellement marquée par l'imprévu ou qui ne peut pas s'accomplir sans interruptions. Le modèle-type de ces agents est l'infirmière qui est soumise aux aléas et aux variations de l'activité du service en faisant office de variable d'ajustement des différents rythmes de travail* ». Une partie des tâches que les infirmières accomplissent est, certes, programmable. Pour le reste, elle assurent un rôle d'interface entre les médecins et les non médecins. Les tâches non programmables de l'infirmier lui demandent d'être disponible

[30]HOLCMAN R. La fin de l'hôpital public. Paris : Lamarre 2007, p 90-91

pour ses pairs mais également pour la personne soignée. La disponibilité est définie comme : « le *fait pour quelqu'un d'être libre pour telle ou telle activité, d'être libre de toute préoccupation*[31] ». Là, l'on entrevoit toute le complexité du paradoxe : quand l'IDE reçoit un appel téléphonique (rôle de coordination) pendant la réalisation d'une toilette intime, il se rend disponible pour ses pairs mais n'est plus en capacité de l'être pour le patient.

Répondre au téléphone : oui mais à quel prix ? A travers les différents concepts abordés, l'on comprend que le principal impact de la réception d'un appel téléphonique pendant la réalisation d'un soin infirmier est de potentiellement nier la relation soignant/soigné : l'instant de quelques minutes, l'infirmier occulte le réel de l'échange présent pour une autre forme de communication, plus fictive. Mais, le professionnel de santé a-t-il le choix d'agir autrement ? Il est important de préciser que le téléphone portable reste néanmoins un outil de coordination entre les différents partenaires du soin : d'une part pour les autres professionnels de santé mais également pour l'infirmier lui-même puisqu'il peut joindre le reste de l'équipe s'il en éprouve le besoin. Jarrigeon A.[32] décrit le téléphone portable comme un « *éventail des possibles* » qui se nomment : « *instantanéité, contact perpétuel, conversation continue, alternative permanente, autant de conditions nouvelles, censées former la trame de la vie "connectée"* ». Il est vrai que la connexion, la transmission rapide d'informations sont des impératifs dans le soin infirmier mais cela questionne sur le rapport que l'on entretient avec les nouvelles technologies. Outre le téléphone portable c'est aussi l'essor des smartphones, ordinateurs, tablettes, internet… qui s'inscrivent dans la réalité du soin et qui définissent la « e-santé » : la technologie au service de l'hôpital. Les technologies d'information et de communication permettent un partage quasi-instantané de

---

[31]www.larousse.fr

[32]JARRIGEON A., MENRATH J. La part du possible dans l'usage : le cas du téléphone portable extrait de Communiquer-Innover. Réseaux, dispositifs, territoires. Hermès n° 50. Paris : CNRS éditions, 2008, p 99

données et offrent au professionnel de santé la possibilité d'avoir accès à une multitude d'informations qui peuvent l'aider à améliorer sa pratique au quotidien. Colau H.[33] précise que : « *Plus de 80 % des Français seraient favorables à la e-santé, estimant qu'elle facilite la coordination entre les professionnels de santé. C'est aussi le point de vue des institutions, qui multiplient les initiatives destinées à développer l'usage du numérique* ». Le développement des nouvelles technologies à l'hôpital est devenue une exigence à l'échelle du pays puisque la DGOS a mis en place un programme national Hôpital numérique 2012-2017 qui fixe les objectifs à atteindre pour l'ensemble des établissements. Le terme de « e-patient » est également en train de se démocratiser. Il s'agit d'un nouveau profil de patients. Ceux-ci se connectent aisément pour avoir accès à des informations sur leur état de santé, les traitements mis en place… Alors, « e-santé », « e-patient » mais à quand le « e-soignant », la « e-relation » ? A l'aire du tout numérique, les futurs professionnels de santé s'inscrivent, pour la plupart, dans la définition de la « Génération Y » : il s'agit d'individus nés entre 1978 et 1994 qui ont grandi avec les nouvelles technologies. Ceux-ci s'adaptent rapidement aux changements, privilégient l'immédiateté, se montrant parfois impatients et fervents adeptes des outils connectés. Génération qui est donc le reflet de notre société actuelle où l'efficience, la performance et la notion du « tout, tout de suite » sont devenues des réalités de terrain. Se pose alors une question substantielle : et l'Humain dans tout ça ?

---

[33] COLAU H. Le numérique, un allié du soin ? L'infirmière magazine n° 358. Mars 2015, p 22

CONCLUSION

Au terme de cette présentation des psychologues dans les différentes téléphonies médico-sociales (en particulier au 119 et à Fil santé Jeunes), nous pouvons dire que la psychologie imprègne ces différents services. Même ceux (celles) qui ne sont pas psychologues sont influencé(e)s par le champ de la psychologie.

L'évaluation des dires d'un appel d'enfant, le discernement entre le fantasme et la réalité font partie entre autres de la formation des psychologues.

Transformer de tels services d'écoute en services fonctionnels serait une perte pour le social et montrerait comme l'écrivait Balandier que les sociétés ont passé un cap, que les nouvelles technologies impulsent une autre dimension que l'histoire, la filiation, l'affiliation. Mais nous pouvons nous demander : sur quoi reposent-elles à présent ? Peut-on construire quelque chose sur l'instantané ?

Faciliter les échanges grâce au téléphone a été une nouvelle étape dans la communication interindividuelle et les différents services de téléphonie médico-sociale en ont accéléré le mouvement.

L'exemple récent d'échange grâce à la téléphonie médico-sociale est relaté dans les journaux (*Le Monde*, janv. 2009) : il s'agit d'une ligne d'écoute qui a été installée depuis Berlin pour les Irakiens. Ils vivent depuis des années dans un pays meurtri, soumis au stress, aux violences de la guerre. L'écoute peut leur permettre de soulager leur douleur. Cette écoute est assurée par des psychologues. Dans l'exemple cité qui n'est pas le seul en son genre, il est complété par un travail sur la Webcam (Internet).

Si l'on veut mesurer l'impact et contrôler le contenu des appels, ne risque-t-on pas de revenir en arrière et d'oublier que l'écoute a ses codes ?

Ce que nous voudrions dire, en guise de conclusion, c'est que l'écoute a une éthique ; tant qu'on respecte cette éthique, on respecte la personne qui appelle et fait confiance aux services de téléphonie.

BIBLIOGRAPHIE

Anaut, M. (2003), *Surmonter les traumas*, Paris, Nathan.

Angelino, I. (2002), *L'enfant, la famille et la maltraitance*, Paris, Dunod.

Anzieu, D. (1974), « L'enveloppe sonore du soi », in *Nouvelle revue de psychanalyse* 13, p. 161-179.

Ariès, Ph. (1960), *L'enfant et la vie familiale sous l'Ancien Régime*, Paris, Plon.

Aubry, J. (1983), *Enfance abandonnée, la carence des soins maternels*, Paris, Éd. Scarabée et Cie Métaillié.

Badinter, E. (1981), *L'amour en plus : l'histoire de l'amour maternel du XVII*[e] *siècle au XX*[e] *siècle*, Paris, Flammarion.

Balandier, G. (2008), *Fenêtres sur un nouvel âge*, Paris, Fayard.

Barande, I. (1968), « Le vu et l'entendu dans la cure », *Revue française de psychanalyse*, 32, p. 67-96.

Baubet, T. (2006), *Bébés et traumas*, Paris, La pensée sauvage.

Bellet, M. (1989), *L'écoute*, Paris, Desclée de Brouwer.

Berger, M (2004), *L'enfant et la souffrance de séparation : divorce, adoption, placement*, Paris, Dunod.

Bianco, J. L., Lamy, P. (1980), « L'aide à l'enfance demain. Contribution à une politique de recherche des inégalités. » Ministère de la Santé et de la Sécurité sociale.

Bisson, D., De Schonen, E. (1993), *L'enfant derrière la porte*, Paris, Grasset.

Boisset, A. (1993), « L'approche du travail d'écoute au SNATEM par les enfants », Association de recherches, d'interventions et d'études sociologiques et ethnologiques, Ariese.

Bonnet, C. (1996), *Geste d'amour : accouchement sous X : de l'Immaculée Conception à l'infanticide,* Paris, O. Jacob.
Bourguignon, O. (1984), *Mort des enfants et structures familiales*, Paris, PUF, coll. fil rouge.
Bourguignon O. (2003), *Questions éthiques en psychologie*, Belgique, Mardaga.
Braconnier, A. *Les adieux à l'enfance*, Paris, Calmann-Lévy.
Braconnier, A., Marcelli, D. (1998), *L'adolescent aux mille visages*, Paris, O. Jacob.
Brisset, C. (2000-2006), « Défenseur des enfants ». Rapports annuels. Documentation française.
Brissiaud, P. Y. (2001), *Surmonter ses blessures : de la maltraitance à la résilience*, Paris, Retz.
Cadéac, B. Lauru, D. (2002), *Génération téléphone*, Paris, A. Michel.
Castarède, M. F. (1989), *La voix et les sortilèges*, Paris, Les Belles Lettres.
Chauvière, M. (2007), *Trop de gestion tue le social*, Paris, La Découverte.
Coslin, P. (2002), *Psychologie de l'adolescent*, Paris, Colin.
Coutanceau, R. (2006), *Amour et violence : le défi de l'intimité*, Paris, O. Jacob.
Créoff, M. (2006), *Guide de la protection de l'enfance maltraitée*, Paris, Dunod.
Crivillié, A. *L'inceste*.
Cyrulnik, B. (2003), *Le murmure des fantômes*, Paris, O. Jacob.
Daligand, L. (2004), *L'enfant et le diable*, Paris, Archipel.
David, M. (2000), *Enfants, parents, familles d'accueil, un dispositif de soins : l'accueil familial permanent*, Paris, Érès.
Dejours, P. (1993), *Travail : usure mentale, de la psychopathologie à la psychodynamique du travail*, Paris, Bayard.
Delassus, J. M. (1995), *Le sens de la maternité*, Paris, Dunod.
Delay, A. Frauenfelder et Schultheis, F. (2007), *Maltraitance, Contribution à une sociologie de l'intolérable*, Paris, L'Harmattan.

Deltaglia, L. (1976), *Les enfants maltraités. Dépistages, interventions sociales*, Paris, ESF.

Derrida, J. (1967), *Voix et phénomènes*, Paris, PUF.

Deweerdt, C. (1995), *Noir et Lumière, 5 ans d'écoute au numéro vert national « 119 »*, Paris, Société Actualité, le Manuscrit.

Dolto, F., Rapoport, D. This, B. (1981), *Enfants en souffrance*, Paris, Stock.

Durning, P., Gabel, M. (2002), *Évaluation des maltraitances*, Paris, Fleurus.

Erikson, E. H. (1968), *Adolescence et crise, la quête de l'identité*, Paris, Flammarion.

Ferenczi, S. (1908-1933), *Œuvres complètes*, Paris, Payot, 4 vol. 1974.

Freud, S. (1913), *Totem et tabou*, Paris, Petite Bibliothèque, Payot.

Freud, S. (1915), *Deuil et mélancolie in méta psychologie*, Œuvres complètes, tome 13, Paris PUF (1988), p. 259-278.

Freud, S. (1967), *L'interprétation des rêves*, Paris PUF.

Freud, S. (1930), « Malaise dans la civilisation », *Revue française de psychanalyse*, 34, 1, p. 9-80.

Gabel, M., Manciaux, M. *et al.* (2002), *Enfances en danger*, Paris, Fleurus.

Gabel, M., Lebovici, S., Mazet, Ph. (1995), *Maltraitances : maintien du lien*, Paris, Fleurus.

Gavarini, L., Petitot, F. (1998), *La fabrique de l'enfant maltraité*, Ramonville-Saint-Agne, Érès.

Girard, R. (1982), *Le bouc émissaire*, Paris, Poche, Essais, Grasset.

Gori, R. (1978), *Entre cri et langage : l'acte de parole psychologique et langage*, Paris, Dunod.

Green, A. (1983), *Narcissisme de vie, narcissisme de mort*, Paris, Éd. de Minuit.

Habermas, J. (1968), *La technique et la science comme idéologie*, Paris, Gallimard, coll. Tel.

Haeringer, J. (1980), *Appel de l'inconnu, l'écoute téléphonique à SOS Amitié*, Privat, Toulouse.

Hayez, J. Y., De Becker, E. (1997), *L'enfant victime d'abus sexuels et sa famille*, Paris, PUF.

Héritier, F. (1994), *Les deux sœurs et leur mère*, Paris, O. Jacob.

Hirsch, M. (2005), *Au possible, nous sommes tenus*. La nouvelle équation sociale. 15 résolutions pour combattre la pauvreté des enfants. Commissions familles, vulnérabilité, pauvreté.

Jaffrin, S. (1992), *Les services d'aide psychologique par téléphone*, Paris, PUF, coll. Que sais-je ?

Jakobson, R. (1949-1963), *Essais de linguistique générale*, Paris, Éd. de Minuit.

Jeammet, Ph. (2007), *L'adolescence*, Cher, Solar.

Kempe, R. et H. (1981), *L'enfant maltraité*, Bruxelles, Mardaga.

Kempe, H., Helfer, R. (1977), *L'enfant battu et sa famille : comment leur venir en aide*, Paris, Fleurus.

Kochko, I. de (2000), « Maltraitances en Russie. L'exemple du téléphone de la Confiance en Oural », revue *Migrations-santé*, p. 129-135, vol. n°s 105-106.

Korczak, J. (1979), *Le droit de l'enfant au respect*, Paris, Laffont.

Laplanche, J. et Pontalis. J. B. (1967), *Vocabulaire de psychanalyse*, Paris, PUF.

Lassus, P. (2001), *Maltraitances, enfants en souffrance*, Paris, Stock.

Lebovici, S. (2003), *Le nourrisson, la mère et le psychanalyste, les interactions précoces*, Paris, Le Centurion.

Lemaire, J. G. (1979), *Le couple, sa vie, sa mort*, Paris, Payot.

Lemaire, J. G. (1998), *Les mots du couple*, Paris, Payot.

Lemay, M. (1979), *J'ai mal à ma mère : approche thérapeutique du carencé réactionnel*, Paris, Fleurus.

Lenich, E. et J. P. (1986), « L'écoute téléphonique, une nouvelle réponse sociale », Éd. Sociales françaises.

Lentz, S. (2006), *Prévention des grossesses non désirées chez les adolescentes*, Fil santé Jeunes, DESS, Paris 5, Mémoire dir. B. Tison.

Leroi-Gourhan A. (1965), *Le geste et la parole. La mémoire et les rythmes*, Paris, A. Michel, 2 vol.

Le Van, C. (1998), *Les grossesses à l'adolescence ; normes sociales, réalités vécues*, Paris, L'Harmattan.

Levinas, E. (1982), *Éthique et infini*, Paris, Fayard.

Marcelli, D. (2001), *Dépression, TS à l'adolescence*, Paris, Masson.

Marcelli, D., Braconnier, A. (1983), *Psychopathologie de l'adolescent*, Paris, Masson.

Marcelli, D. (2000), « Adolescence, grossesse et sexualité : une douloureuse conjonction ». Actes du colloque sur Grossesse et Adolescence.

Merleau-Ponty (1945), *Phénoménologie de la perception*, Paris, Gallimard.

Michel, V. (2003), « La dépression chez les adolescents à Fil santé Jeunes », Paris, Mémoire DESS, Paris 5, dir. B. Tison.

Miller, A. (1984), *C'est pour ton bien*, Paris, Aubier.

Miller, A. (1986), *L'enfant sous terreur*, Paris, Aubier.

Morbois, C., Casalis, M. F. (2000), « Prévention de la pratique des mariages forcés », Programme, délégation aux droits des femmes, Paris.

Mossuz Lavau, J. (1995), *Les lois de l'amour, les politiques de la sexualité en France (1950-1990),* Paris, Payot.

Mouchenik, Y. (1989), « L'usage du téléphone en santé mentale » dans *Psychologie médicale*, 1989, 21, 14, p. 21-33, 21-36.

Muchielli, R. (1986), *L'entretien de face-à-face dans la relation d'aide*, Paris, ESF.

Nahoum, Ch. (1963), *L'entretien psychologique*, Paris, PUF.

Naves, P., Cathala, B. (2000), « Accueils provisoires et placements d'enfants et d'adolescents : des décisions qui mettent à l'épreuve le système français de protection de l'enfance et de la famille. » Ministère de l'Emploi et de la Solidarité, ministère de la Justice.

Naves, P., Oui, A., Briand, C. (2003), « Pour et avec les enfants et les adolescents, leurs parents et les professionnels. Contribution à l'amélioration du système français de protection de l'enfance et de l'adolescence. » Ministère délégué à la famille.

Naves, P., Rabin-Costy, G., Briand, C., Lianos, F., Neliaz, L., Oui, A. (2007), *La réforme de la protection de protection de l'enfance. Une politique publique en mouvement*, Paris, Dunod.

Nogrix, Ph. (2005), « Rapport du groupe de travail sur l'amélioration de la procédure de signalement de l'enfance en danger. » Ministère de la Famille et de l'Enfance, Paris.

Odas (1994), « Guide, méthodologie de l'enfance en danger », Paris.

Osofsky et coll. (1993), "Adolescent parenhood: risks and opportunities for mothers and infants. Handbook of Infant mental Health." p. 106-119.

Perrault, G. (1978), *Le pull-over rouge*, Paris, Ramsay.

Petitclerc, J. M. (2007), *Enfermer ou éduquer, pour une vraie prévention de la délinquance*, Paris, Dunod.

Pommereau, X. (2006), *L'adolescence à fleur de peau*, Paris, A. Michel.

Porter, E. H. (1950), "An introduction to therapeutic counseling", Boston, Houghton Mifflin.

Pourtois, J. P. (2000), *Blessure d'enfant. La maltraitance : théorie et pratique, intervention*, Bruxelles, De Boeck Université.

Ricœur, P. (1990), *Soi-même comme un autre*, Paris, Seuil.

Rogers, C. (1966), *Le développement de la personne*, Paris, Dunod.

Rogers, C. (1970), *La relation d'aide dans la psychothérapie*, Paris, ESF.

Rouyer, M., Drouet, M. (1993), *L'enfant violenté. Des mauvais traitements à l'inceste*, Paris, Paîdos, Bayard.

Rosenczveig, J. P. (2005), *Le dispositif français de protection de l'enfance*, Paris, Éd. Jeunesse et droit.

Salomé, J., Galland, S. (1990), *Si je m'écoutais, je m'entendrais*, Paris, Éd. de l'Homme.

Sebbar, L. (1978), *On tue les petites filles*, Paris, Stock.

Soulé, M. (dir.) (1978), *Mère mortifère, mère meurtrière, mère mortifiée*, Paris, ESF.

SNATEM « Rapports d'activité années de 1998 à 2007. »

Straus, P., Manciaux, M. (1982), *L'enfant maltraité*, Paris, Fleurus.

Tison, B. (1997), « Le suicide chez les jeunes en Inde : le cas des Franco-Pondichériennes » dans revue *Migrations-santé*, p. 39-58, n° 91.

Tison, B. (2002), « Témoignages d'enfants : comment s'interroger sur leur crédit ? » revue *Forensic* n° 10, 2002.

Tison, B. (2003), « Manipulation et maltraitance à enfants », dans revue *Soins psychiatrie* n° 224, p. 32-35.

Tison, B. (2005), « Le signalement dans le cadre de la protection de l'enfance » dans revue *Éthique et santé*, p. 67-71 vol. 2.

Tison, B. (2008), « L'enjeu éthique d'une pratique », revue *Éthique et santé*, p. 50-54, vol. 5, n° 1.

Tomatis, A. (1978), *L'oreille et le langage*, Paris, le Seuil, coll. Points.

Tomkiewicz, S., Vivet, P. et coll. (1991), *Aimer mal, châtier bien*, Paris, Seuil.

Tomkiewicz, S. (1992), « Violences et abus sexuels dans les institutions pour enfants et adolescents » *in* Gabel, *M. les enfants victimes d'abus sexuels*, Paris, PUF, p. 107-117.

Vasse, D. (1974), *L'ombilic et la voix*, Paris, le Seuil.

Vasse, D. (1977), « L'inconscient et le téléphone », Conférence à Dijon.

Verdier, P. (1978), *L'enfant en miettes*, Paris, Privat.

Verschoot, O. (2007), *Ils ont tué leurs enfants*, Paris, Imago.

Villain, A. (2004), « Les IVG en 2002. » Études et résultats n° 348.

TABLE DES MATIÈRES

INTRODUCTION 11

Un nouvel enjeu social : les téléphonies 12
La mise en place des téléphonies médico-sociales 12
Le recours aux psychologues 15

PREMIÈRE PARTIE
La Formation des psychologues à la communication et à l'écoute. Un savoir, un savoir-faire 17

Certaines connaissances des théories de la communication 17
– L'approche mécanique de la communication selon Shannon et Weaver (1940-1950) 19
– L'approche linguistique de la communication selon Jakobson (1960) 21
– L'approche langagière de l'école de Palo Alto 21
– L'approche sémiologique 23
– L'approche par l'analyse conversationnelle 24
– L'approche psychanalytique 24
L'acquisition des différentes pratiques de la communication 25
L'entretien de face 26
Définition 26
La bonne distance 26
La présence corporelle 27
Le langage 27
L'observation 28
L'entretien clinique 29
Définition 30
La « *bonne* » distance 30
La présence corporelle 30

Le regard 31
Le langage 31
L'observation 32
Une visée essentiellement investigatrice 32
Attitude du clinicien dans l'entretien clinique 33
L'entretien d'aide 33
Définition 34
Les règles de l'entretien d'aide selon Rogers (1970) 34
L'observation psychologique 35
Les variables dans l'entretien d'aide 36
La dynamique de l'entretien 37
Les attitudes spontanées 37
Conditions favorables à l'entretien d'aide 38
L'entretien thérapeutique 40
Définition 40
L'attention flottante 42
L'inconscient « *comme le récepteur téléphonique* » 42
Les questions que l'on est en droit de se poser 44
Les facteurs filtrants dans la communication 44
L'écoute. Principal outil de communication 45
Le triptyque 46
L'oreille 46
La voix 46
Les langages 47
Les deux inter-actants 47
Celui qui écoute 47
Celui qui demande 48
L'écoute dans l'entretien de face 48
L'écoute-en-relation 48
L'entendement 49
Une synergie : parler, voir, écouter 49
Les conditions d'une bonne écoute 50
Les différents types d'entretien de face et d'écoute 51
Filtres, déperditions dans l'écoute 52
Les risques d'entendre 52
La dynamique de l'écoute 53
L'écoute dans l'entretien d'aide 53
« Le modèle rogérien » 53
L'écoute en psychanalyse 54
L'écoute dans l'éducation 54
Un savoir, un savoir-faire 55

DEUXIÈME PARTIE
Les psychologues dans les services de téléphonie médico-sociale.

Un savoir-être 57

Les différents services de téléphonie médico-sociale 57
SOS Amitié 57
Inter service parents 58
SOS Familles en péril 59
Croix-Rouge écoute 59
Sida info service 60
Viols Femmes info service 60
Violences conjugales info service 60
119, service de l'enfance en danger 61
SOS-PSY 62
SOS Suicide Phénix 62
Écoute point jeunes 62
Les psychologues dans les différents services d'écoute 63
Les représentations de la maltraitance chez les psychologues 64
L'écoute téléphonique, une écoute spécifique 65
Définition 65
Éléments théoriques et entretien téléphonique 66
Oralité et téléphonie 66
Espace transitionnel 66
Une forme de non-communication 67
L'exaspération de l'imaginaire 67
La première étape vers 67
Comment se déroule l'entretien au téléphone ? 68
Les limites de l'entretien téléphonique 69
L'absence du regard 69
L'absence du corps 70
La voix 70
Le langage 71
Conditions d'une bonne écoute 71
La crise au téléphone 72
Un savoir-être 72

TROISIÈME PARTIE
Les pratiques professionnelles dans les services

de téléphonie médico-sociale 75

L'entretien téléphonique 75
Écoutants-appelants 75

Le cadre technique de l'écoute 76
L'écoute 76
L'énoncé 76
La question...77
La proposition 77
L'appelant qui parle est le sujet concerné. 77
Quelques principes propres aux services de téléphonie sociale.....79
La gratuité 79
L'anonymat 79
Les écoutants des téléphonies, une majorité de psychologues.......81
Quelques attitudes d'écoute 82
Les appelants des téléphonies 83
Les enfants (à partir de notre expérience au SNATED)............84
Leur langage 84
Les représentations qu'ils se font du téléphone 85
Les adultes 85
Voisins 86
Familles...86
Professionnels 86
Prise de notes et restitution 87
La prise de notes 87
La restitution 88

QUATRIÈME PARTIE

Illustrations. Appels au 119 ; appels à Fil santé Jeunes 91

Les appels 91
Appels au « 119 » 92
Service national de l'enfance en danger (SNATED)......................92
Illustrations 94
Violences physiques..94
Les violences psychologiques 94
Les carences éducatives 96
Les négligences lourdes 96
Les abus sexuels...97
Les autres appels 97
Les problèmes familiaux 98
Les enfants qui s'ennuient..98
Les problèmes à l'école..99
La recherche d'un conseil 99
Les plaintes 99
Les appels anodins 99

Les appels d'adolescents..99
Les appels d'adultes..100
Les appels de professionnels..100
Appels à Fil santé Jeunes..101
Illustrations..102
Premier exemple : les adolescents « *suicidaires* »..102
L'adolescence..103
La dépression..104
À l'adolescence..104
Appels et histoires..106
Grossesse et maternité adolescentes..108
Les questions que l'on peut se poser devant de telles situations..110
Le cas des jeunes Pondichériennes, Franco-Indiennes..111
Perturbations, conduites suicidaires..113

CINQUIÈME PARTIE
Une expérience de 10 ans à l'écoute de l'enfance maltraitée. L'obligation de signalement..117

Avertissement..117
Temps, lieux, organisation..118
Le temps..118
Les lieux..119
L'organisation..119
Des représentations sur la maltraitance..121
Souvenirs d'appels..122
Des violences physiques..123
L'appelant s'interroge : « *Que lui est-il arrivé* ? »..124
Des violences psychologiques..125
Des violences liées à la négligence..126
Des violences sexuelles..127
Le vécu émotionnel, la gestion des affects..128
L'évaluation des dires de l'enfant..129
La suggestibilité des enfants..130
L'enfant est une personne..131
Les écueils à éviter..132
Au fil des ans..132
Les caractéristiques des témoignages d'enfants. Exemples de recherches..133
L'implication de l'enfant dans la situation de témoignage..133
L'anxiété de l'enfant..134

Autres recherches 135
Une méthodologie pour interroger l'enfant 136
Des indicateurs à prendre en compte dans le témoignage d'enfants quand il y a suspicion d'abus sexuel 137
Le signalement 139
Mission du service national de l'enfance en danger 139
Le cloisonnement des services 140
L'obligation de signalement 141
Que dit la littérature sur le signalement ? 142
La téléphonie au service du signalement des enfants maltraités 143
Signalement ou non-signalement ? 144
Les nuisances de voisinage 144
Les limites de la téléphonie 145
Et du signalement 145
Les limites de l'expérience 146

SIXIÈME PARTIE
Place et rôle des psychologues dans les téléphonies médico-sociales en France. Rencontre avec d'autres psychologues dans les téléphonies. L'exemple de l'Oural 149

Place et rôle des psychologues dans les téléphonies en France ... 149
Place 149
Rôle (exemple du SNATED) 149
Une formation complémentaire 151
Quelle est l'identité du psychologue à l'écoute 152
Dans le cadre de France-Oural (URSS) 153
Le contexte de l'Oural (d'après le rapport de I. de Kochko)... 154
Le téléphone de la Confiance 155
Recueil statistique des utilisateurs du téléphone de la Confiance 155
Analyse qualitative des violences familiales actuelles 156
Le rôle de la grand-mère 157
Un des enfants est le préféré 158
Les abus sexuels sur les petites filles 158
Les incidences des violences sur les enfants lors des divorces 158
Le problème de l'alcool 159
La prise de risques chez les adolescents (drogue, alcool) 161
La toxicomanie comme symptôme familial ? 162
Les appels des toxicomanes 162

Différents profils parmi les appelants 163
Dépôt d'un legs impensable 164

SEPTIÈME PARTIE
Contribution des psychologues et des soignants 165

De l'éthique 165
Question de définitions 165
Les compétences des psychologues 166
Une éthique de l'écoute 167
Le temps de l'écoute 167
Le dire de l'écoute 168
L'appelant, sujet ou objet d'écoute 168
La place du sujet 169
La responsabilité 170
Participation à la recherche 170
Les influences des théories implicites d'interventions
professionnelles dans la perception et l'analyse
des situations d'enfants en danger..171

CONCLUSION 183

BIBLIOGRAPHIE 185

Structures éditoriales du groupe L'Harmattan

L'Harmattan Italie
Via degli Artisti, 15
10124 Torino
harmattan.italia@gmail.com

L'Harmattan Hongrie
Kossuth l. u. 14-16.
1053 Budapest
harmattan@harmattan.hu

L'Harmattan Sénégal
10 VDN en face Mermoz
BP 45034 Dakar-Fann
senharmattan@gmail.com

L'Harmattan Cameroun
TSINGA/FECAFOOT
BP 11486 Yaoundé
inkoukam@gmail.com

L'Harmattan Burkina Faso
Achille Somé – tengnule@hotmail.fr

L'Harmattan Guinée
Almamya, rue KA 028 OKB Agency
BP 3470 Conakry
harmattanguinee@yahoo.fr

L'Harmattan RDC
185, avenue Nyangwe
Commune de Lingwala – Kinshasa
matangilamusadila@yahoo.fr

L'Harmattan Congo
67, boulevard Denis-Sassou-N'Guesso
BP 2874 Brazzaville
harmattan.congo@yahoo.fr

L'Harmattan Mali
Sirakoro-Meguetana V31
Bamako
syllaka@yahoo.fr

L'Harmattan Togo
Djidjole – Lomé
Maison Amela
face EPP BATOME
ddamela@aol.com

L'Harmattan Côte d'Ivoire
Résidence Karl – Cité des Arts
Abidjan-Cocody
03 BP 1588 Abidjan
espace_harmattan.ci@hotmail.fr

L'Harmattan Algérie
22, rue Moulay-Mohamed
31000 Oran
info2@harmattan-algerie.com

L'Harmattan Maroc
5, rue Ferrane-Kouicha, Talaâ-Elkbira
Chrableyine, Fès-Médine
30000 Fès
harmattan.maroc@gmail.com

Nos librairies en France

Librairie internationale
16, rue des Écoles – 75005 Paris
librairie.internationale@harmattan.fr
01 40 46 79 11
www.librairieharmattan.com

Lib. sciences humaines & histoire
21, rue des Écoles – 75005 Paris
librairie.sh@harmattan.fr
01 46 34 13 71
www.librairieharmattansh.com

Librairie l'Espace Harmattan
21 bis, rue des Écoles – 75005 Paris
librairie.espace@harmattan.fr
01 43 29 49 42

Lib. Méditerranée & Moyen-Orient
7, rue des Carmes – 75005 Paris
librairie.mediterranee@harmattan.fr
01 43 29 71 15

Librairie Le Lucernaire
53, rue Notre-Dame-des-Champs – 75006 Paris
librairie@lucernaire.fr
01 42 22 67 13